国家卫生和计划生育委员会"十二五"规划教材
全国中医药高职高专院校教材
全国高等医药教材建设研究会规划教材

供中医骨伤专业用

骨科手术入路解剖学

主　编　王春成

副主编　吴慧敏

编　者　(以姓氏笔画为序)

马丹霞（湖北中医药高等专科学校）

王　刚（邢台医学高等专科学校）

王春成（南阳医学高等专科学校）

孙　祎（江西中医药高等专科学校）

杨雨果（南阳医学高等专科学校）

吴慧敏（湖南中医药高等专科学校附属中医伤科医院）

汪新华（北京卫生职业学院）

人民卫生出版社

图书在版编目（CIP）数据

骨科手术入路解剖学 / 王春成主编 . —北京：人民卫生出版社，2014

ISBN 978-7-117-18961-3

Ⅰ.①骨…　Ⅱ.①王…　Ⅲ.①骨科学–外科手术–解剖学–高等职业教育 – 教材　Ⅳ.①R687

中国版本图书馆 CIP 数据核字（2014）第 092951 号

| 人卫社官网 | www.pmph.com | 出版物查询，在线购书 |
| 人卫医学网 | www.ipmph.com | 医学考试辅导，医学数据库服务，医学教育资源，大众健康资讯 |

骨科手术入路解剖学

主　　编：王春成

出版发行：人民卫生出版社（中继线 010-59780011）

地　　址：北京市朝阳区潘家园南里 19 号

邮　　编：100021

E - mail：pmph @ pmph.com

购书热线：010-59787592　010-59787584　010-65264830

印　　刷：北京机工印刷厂

经　　销：新华书店

开　　本：787×1092　1/16　　印张：9　　插页：4

字　　数：225 千字

版　　次：2014 年 7 月第 1 版　　2014 年 7 月第 1 版第 1 次印刷

标准书号：ISBN 978-7-117-18961-3/R · 18962

定　　价：29.00 元

打击盗版举报电话：010-59787491　E-mail：WQ @ pmph.com

（凡属印装质量问题请与本社市场营销中心联系退换）

《骨科手术入路解剖学》网络增值服务编委会名单

主　编　王春成

副主编　吴慧敏

编　者（以姓氏笔画为序）

马丹霞（湖北中医药高等专科学校）

王　刚（邢台医学高等专科学校）

王春成（南阳医学高等专科学校）

孙　祎（江西中医药高等专科学校）

杨雨果（南阳医学高等专科学校）

吴慧敏（湖南中医药高等专科学校附属中医伤科医院）

汪新华（北京卫生职业学院）

张　峰（南阳医学高等专科学校）

全国中医药高职高专国家卫生和计划生育委员会规划教材
第三轮修订说明

全国中医药高职高专卫生部规划教材第 1 版(6 个专业 63 种教材)2005 年 6 月正式出版发行,是以安徽、湖北、山东、湖南、江西、重庆、黑龙江等 7 个省市的中医药高等专科学校为主体,全国 20 余所中医药院校专家教授共同编写。该套教材首版以来及时缓解了中医药高职高专教材缺乏的状况,适应了中医药高职高专教学需求,对中医药高职高专教育的发展起到了重要的促进作用。

为了进一步适应中医药高等职业教育的快速发展,第 2 版教材于 2010 年 7 月正式出版发行,新版教材整合了中医学、中药、针灸推拿、中医骨伤、护理等 5 个专业,其中将中医护理学专业名称改为护理;新增了医疗美容技术、康复治疗技术 2 个新专业的教材。全套教材共 86 种,其中 38 种教材被教育部确定为普通高等教育"十一五"国家级规划教材。第 2 版教材由全国 30 余所中医药院校专家教授共同参与编写,整个教材编写工作彰显了中医药特色,突出了职业教育的特点,为我国中医药高等职业教育的人才培养作出了重要贡献。

在国家大力推进医药卫生体制改革,发展中医药事业和高等中医药职业教育教学改革的新形势下,为了更好地贯彻落实《国家中长期教育改革和发展规划纲要(2010-2020)》和《医药卫生中长期人才发展规划(2011-2020)》,推动中医药高职高专教育的发展,2013 年 6 月,全国高等医药教材建设研究会、人民卫生出版社在教育部、国家卫生和计划生育委员会、国家中医药管理局的领导下,全面组织和规划了全国中医药高职高专第三轮规划教材(国家卫生和计划生育委员会"十二五"规划教材)的编写和修订工作。

为做好本轮教材的出版工作,成立了第三届中医药高职高专教育教材建设指导委员会和各专业教材评审委员会,以指导和组织教材的编写和评审工作,确保教材编写质量;在充分调研的基础上,广泛听取了一线教师对前两版教材的使用意见,汲取前两版教材建设的成功经验,分析教材中存在的问题,力求在新版教材中有所创新,有所突破。新版教材仍设置中医学、中药、针灸推拿、中医骨伤、护理、医疗美容技术、康复治疗技术 7 个专业,并将中医药领域成熟的新理论、新知识、新技术、新成果根据需要吸收到教材中来,新增 5 种新教材,共 91 种教材。

新版教材具有以下特色:

1. **定位准确,特色鲜明** 本套教材遵循各专业培养目标的要求,力求体现"专科特色、技能特点、时代特征",既体现职业性,又体现其高等教育性,注意与本科教材、中专教材的区别,同时体现了明显的中医药特色。

2. **谨守大纲,重点突出** 坚持"教材编写以教学计划为基本依据"的原则,本次教材修订的编写大纲,符合高职高专相关专业的培养目标与要求,以培养目标为导向、职业岗位能力需求为前提、综合职业能力培养为根本,注重基本理论、基本知识和基本技能的培养和全面素质的提高。体现职业教育对人才的要求,突出教学重点、知识点明确,有与之匹配的教学大纲。

3. **整体优化,有机衔接** 本套教材编写从人才培养目标着眼,各门教材是为整个专业培养目标所设定的课程服务,淡化了各自学科的独立完整性和系统性意识。基础课教材内容服务于专业课教材,以"必需,够用"为度,强调基本技能的培养;专业课教材紧密围绕专业培养目标的需要进行选材。全套教材有机衔接,使之成为完成专业培养目标服务的有机整体。

4. **淡化理论,强化实用** 本套教材的编写结合职业岗位的任职要求,编写内容对接岗位要求,以适应职业教育快速发展。严格把握教材内容的深度、广度和侧重点,突出应用型、技能型教育内容。避免理论与实际脱节,教育与实践脱节,人才培养与社会需求脱节的倾向。

5. **内容形式,服务学生** 本套教材的编写体现以学生为中心的编写理念。教材内容的增减、结构的设置、编写风格等都有助于实现和满足学生的发展需求。为了解决调研过程中教材编写形式存在的问题,本套教材设有"学习要点"、"知识链接"、"知识拓展"、"病案分析(案例分析)"、"课堂讨论"、"操作要点"、"复习思考题"等模块,以增强学生学习的目的性和主动性及教材的可读性,强化知识的应用和实践技能的培养,提高学生分析问题、解决问题的能力。

6. **针对岗位,学考结合** 本套教材编写要按照职业教育培养目标,将国家职业技能的相关标准和要求融入教材中。充分考虑学生考取相关职业资格证书、岗位证书的需要,与职业岗位证书相关的教材,其内容和实训项目的选取涵盖相关的考试内容,做到学考结合,体现了职业教育的特点。

7. **增值服务,丰富资源** 新版教材最大的亮点之一就是建设集纸质教材和网络增值服务的立体化教材服务体系。以本套教材编写指导思想和整体规划为核心,并结合网络增值服务特点进行本套教材网络增值服务内容规划。本套教材的网络增值服务内容以精品化、多媒体化、立体化为特点,实现与教学要求匹配、与岗位需求对接、与执业考试接轨,打造优质、生动、立体的网络学习内容,为向读者和作者提供优质的教育服务、紧跟教育信息化发展趋势并提升教材的核心竞争力。

新版教材的编写,得到全国 40 余家中医药高职高专院校、本科院校及部分西医院校的专家和教师的积极支持和参与,他们从事高职高专教育工作多年,具有丰富的教学经验,并对编写本学科教材提出很多独到的见解。新版教材的编写,在中医药高职高专教育教材建设指导委员会和各专业教材评审委员会指导下,经过调研会议、论证会议、主编人会议、各专业编写会议、审定稿会议,确保了教材的科学性、先进性和实用性。在此,谨向有关单位和个人表示衷心的感谢!

希望本套教材能够对全国中医药高职高专人才的培养和教育教学改革产生积极的推动作用,同时希望各位专家、学者及读者朋友提出宝贵意见或建议,以便不断完善和提高。

全国高等医药教材建设研究会
第三届全国中医药高职高专教育教材建设指导委员会
人民卫生出版社
2014 年 4 月

全国中医药高职高专第三轮规划教材书目

中医学专业

1	大学语文（第3版）	孙 洁	
2	中医诊断学（第3版）	马维平	
3	中医基础理论（第3版）★	吕文亮	
		徐宜兵	
4	生理学（第3版）★	郭争鸣	
5	病理学（第3版）	赵国胜	
		苑光军	
6	人体解剖学（第3版）	盖一峰	
		高晓勤	
7	免疫学与病原生物学（第3版）	刘文辉	
		刘维庆	
8	诊断学基础（第3版）	李广元	
9	药理学（第3版）	侯 晞	
10	中医内科学（第3版）★	陈建章	
11	中医外科学（第3版）★	陈卫平	

12	中医妇科学（第3版）	盛 红	
13	中医儿科学（第3版）★	聂绍通	
14	中医伤科学（第3版）	方家选	
15	中药学（第3版）	杨德全	
16	方剂学（第3版）★	王义祁	
17	针灸学（第3版）	汪安宁	
18	推拿学（第3版）	郭 翔	
19	医学心理学（第3版）	侯再金	
20	西医内科学（第3版）★	许幼晖	
21	西医外科学（第3版）	贾 奎	
22	西医妇产科学（第3版）	周梅玲	
23	西医儿科学（第3版）	金荣华	
24	传染病学（第2版）	陈艳成	
25	预防医学	吴 娟	

中医骨伤专业

26	中医正骨（第3版）	莫善华	
27	中医筋伤（第3版）	涂国卿	
28	中医骨伤科基础（第3版）★	冼 华	
		陈中定	
29	中医骨病（第3版）	谢 强	

30	骨科手术（第3版）	黄振元	
31	创伤急救（第3版）	魏宪纯	
32	骨伤科影像诊断技术	申小年	
33	骨科手术入路解剖学	王春成	

中 药 专 业

34	中医学基础概要（第3版）	宋传荣	
		何正显	
35	中药药理与应用（第3版）	徐晓玉	
36	中药药剂学（第3版）	胡志方	
		李建民	
37	中药炮制技术（第3版）	刘 波	
		李 铭	
38	中药鉴定技术（第3版）	张钦德	
39	中药化学技术（第3版）	李 端	
		陈 斌	

40	中药方剂学（第3版）	吴俊荣	
		马 波	
41	有机化学（第3版）★	王志江	
		陈东林	
42	药用植物栽培技术（第2版）★	宋丽艳	
43	药用植物学（第3版）★	郑小吉	
		金 虹	
44	药事管理与法规（第3版）	周铁文	
		潘年松	
45	无机化学（第3版）	冯务群	

46	人体解剖生理学（第3版）	刘春波	48	中药储存与养护技术	沈 力
47	分析化学（第3版）	潘国石			
		陈哲洪			

针灸推拿专业

49	针灸治疗（第3版）	刘宝林	52	推拿治疗（第3版）	梅利民
50	针法灸法（第3版）★	刘 茜	53	推拿手法（第3版）	那继文
51	小儿推拿（第3版）	佘建华	54	经络与腧穴（第3版）★	王德敬

医疗美容技术专业

55	医学美学（第2版）	沙 涛	61	美容实用技术（第2版）	张丽宏
56	美容辨证调护技术（第2版）	陈美仁	62	美容皮肤科学（第2版）	陈丽娟
57	美容中药方剂学（第2版）★	黄丽萍	63	美容礼仪（第2版）	位汶军
58	美容业经营管理学（第2版）	梁 娟	64	美容解剖学与组织学（第2版）	杨海旺
59	美容心理学（第2版）★	陈 敏	65	美容保健技术（第2版）	陈景华
		汪启荣	66	化妆品与调配技术（第2版）	谷建梅
60	美容手术概论（第2版）	李全兴			

康复治疗技术专业

67	康复评定（第2版）	孙 权	72	临床康复学（第2版）	邓 倩
68	物理治疗技术（第2版）	林成杰	73	临床医学概要（第2版）	周建军
69	作业治疗技术（第2版）	吴淑娥			符逢春
70	言语治疗技术（第2版）	田 莉	74	康复医学导论（第2版）	谭 工
71	中医养生康复技术（第2版）	王德瑜			
		邓 沂			

护理专业

75	中医护理（第2版）★	杨 洪	83	精神科护理（第2版）	井霖源
76	内科护理（第2版）	刘 杰	84	健康评估（第2版）	刘惠莲
		吕云玲	85	眼耳鼻咽喉口腔科护理（第2版）	肖跃群
77	外科护理（第2版）	江跃华	86	基础护理技术（第2版）	张少羽
		刘伟道	87	护士人文修养（第2版）	胡爱明
78	妇产科护理（第2版）	林 萍	88	护理药理学（第2版）★	姜国贤
79	儿科护理（第2版）	艾学云	89	护理学导论（第2版）	陈香娟
80	社区护理（第2版）	张先庚			曾晓英
81	急救护理（第2版）	李延玲	90	传染病护理（第2版）	王美芝
82	老年护理（第2版）	唐凤平	91	康复护理	黄学英

★为"十二五"职业教育国家规划教材。

第三届全国中医药高职高专教育教材建设指导委员会名单

顾　问

刘德培　于文明　王　晨　洪　净　文历阳　沈　彬　周　杰
王永炎　石学敏　张伯礼　邓铁涛　吴恒亚

主任委员

赵国胜　方家选

副主任委员（按姓氏笔画为序）

王义祁　王之虹　吕文亮　李　丽　李　铭　李建民　何文彬
何正显　张立祥　张同君　金鲁明　周建军　胡志方　侯再金
郭争鸣

委　员（按姓氏笔画为序）

王文政　王书林　王秀兰　王洪全　刘福昌　李灿东　李治田
李榆梅　杨思进　宋立华　张宏伟　张俊龙　张美林　张登山
陈文松　金玉忠　金安娜　周英信　周忠民　屈玉明　徐家正
董维春　董辉光　潘年松

秘　书

汪荣斌　王春成　马光宇

第三届全国中医药高职高专院校中医骨伤专业教材评审委员会名单

主任委员

方家选

副主任委员

涂国卿　黄振元

委　员（按姓氏笔画为序）

王春成　李　玄　莫善华　谢　强　魏宪纯

　　为了更好地贯彻落实《国家中长期教育改革和发展规划纲要》和《医药卫生中长期人才发展规划(2011-2020 年)》,推动中医药高职高专教育的发展,培养中医药类高级技能型人才,在总结汲取前两版教材成功经验的基础上,在全国高等医药教材建设研究会、全国中医药高职高专教材建设指导委员会的组织规划下,按照全国中医药高职高专院校各专业的培养目标,确立本课程的教学内容并编写了本教材。

　　《骨科手术入路解剖学》是中医骨伤专业的临床课,是阐述骨科手术入路解剖学基本理论与技能的一门课程,在中医骨伤临床课程中起到桥梁作用。

　　设置本课程的目的是针对中医骨伤专业的教学特点以及课程之间的连续性,在开设《骨科手术学》前增加本课程,使基础课程与临床课程能够更好的衔接,弥补基础课程与临床课程之间的不足,强化学生进一步掌握手术过程中的解剖与常用入路,为学习《骨科手术学》和《中医正骨学》奠定基础。

　　本书共计十一章。在编写过程中始终注重突出以能力培养为重点的专科教学特点和中医骨伤的特色。第一章至第十一章分别讲述肩部、上臂、肘部、前臂、腕手部、髋部、大腿部、膝部、小腿部、踝足部及脊柱的局部解剖、常用手术入路和它们之间的关系,着重培养学生的操作技能,以满足临床实际工作需要。

　　本教材编写过程中,在保持教材的系统性、实用性和先进性的同时,更注重和整套教材的衔接与连续性。在编写过程中每章提纲挈领设置有学习要点,为拓宽知识增加了知识链接,为巩固所学知识设有复习思考题,以帮助学生更好地学习和掌握。

　　根据编写工作需要,编写人员来自教学及临床一线,坚持继承、创新、科学、实用的原则,分工编写、反复论证、相互审校、集体讨论定稿。

　　本教材的编写,由于时间仓促,编者的水平有限,加之又是首次编写,难免有不足之处,诚望各院校和同道在使用中对不足之处提出宝贵意见并批评指正,以便今后修订再版。

《骨科手术入路解剖学》编委会
2014 年 5 月

目　录

第一章　肩部手术入路

 学习要点

肩部基本结构;肩关节前内侧入路途径;肩锁关节前方入路途径。

第一节　肩部基本结构

肩部为上肢与躯干的移行区,包括腋区、三角肌区和肩胛区。

一、腋区

腋区位于肩关节的下方。当上肢外展时,臂上部与胸侧壁之间所形成的皮肤凹陷称为腋窝。其表面皮肤较薄,内含大量的皮脂腺和汗腺。若汗腺分泌过盛且气味过浓时,叫称为腋臭(亦称狐臭)。

(一) 腋窝的构成

腋窝皮肤与筋膜的深面为一锥体状的间隙,称为腋腔,由一顶、一底和四个壁构成(图 1-1)。

1. 顶由锁骨中 1/3、第 1 肋和肩胛骨上缘围成,是腋窝的上口,与颈根部相通。

2. 底由浅入深为皮肤、浅筋膜及腋筋膜。皮肤借纤维隔与腋筋膜相连。腋筋膜中央部较薄弱,且有皮神经、浅血管及淋巴管穿过而呈筛状,故又名筛状筋膜。

3. 四壁有前壁、外侧壁、内侧壁及后壁。前壁由胸大、小肌,锁骨下肌和锁胸筋膜构成。锁胸筋膜呈三角形,位于锁骨下肌、胸小肌和喙突之间。胸小肌下缘以下的筋膜,连于腋筋膜,称为腋悬韧带。外侧壁由肱骨结节间沟、肱二头肌短头和喙肱肌组成。内侧壁由前锯肌及其深面的上 4 个肋与肋间隙构成。后壁由肩胛下肌、大圆肌、背阔肌与肩胛骨构成。由于肱三头肌长头穿过大圆肌和肩胛下肌、小圆肌之间,其内侧为三边孔,有旋肩胛血管通过;肱三头肌长头与肱骨外科颈之间为四边孔,有腋神经及旋肱后血管通过。

(二) 腋窝的内容

1. 腋动脉以胸小肌为标志分为 3 段(图 1-2)

(1) 腋动脉第一段:从第 1 肋外侧缘至胸小肌上缘,在锁骨下肌三角内。其前方有皮肤、浅筋膜、胸大肌及其筋膜、锁骨下肌、锁胸筋膜,以及穿过该筋膜的头静脉、胸肩峰血管 及胸外侧神经等。后方有臂丛内侧束及胸长神经、前锯肌、第 1 肋间隙等。外侧为臂丛外侧束和后束。内侧有腋静脉以及腋动脉第 1 段发出的胸上动脉及伴行静脉。胸肩峰动脉自第 1 段发出,穿锁胸筋膜至胸大、小肌,三角肌及肩峰。

(2) 腋动脉第二段:位于胸小肌后方的胸肌三角内。其前方除皮肤、浅筋膜外,有胸大、

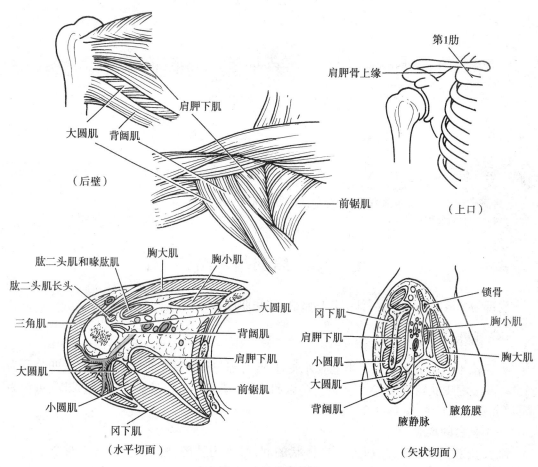

图 1-1 腋窝的构成

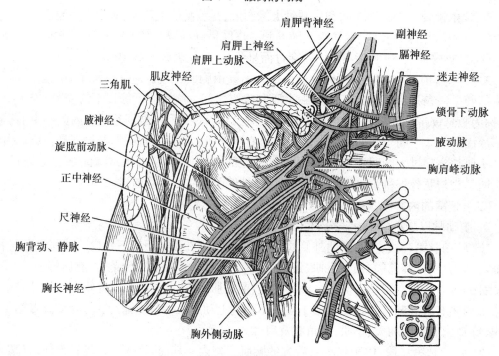

图 1-2 腋窝的内容

小肌及其筋膜;后方为臂丛后束及肩胛下肌;外侧为臂丛外侧束;内侧有腋静脉及臂丛内侧束。胸外侧动脉自第二段发出,与其伴行静脉于腋中线前方沿前锯肌下行,营养该肌;女性有分支至乳房。胸长神经于腋中线后方下行,支配前锯肌。

(3)腋动脉第三段:位于胸小肌下缘至大圆肌下缘之间。其末段位置表浅,仅被以皮肤及浅、深筋膜,是腋动脉最易剖露的部位。其前方有正中神经内侧根及旋肱前血管越过;后方有桡神经、腋神经及旋肱后血管;外侧有正中神经、肌皮神经、肱二头肌短头和喙肱肌;内侧有尺神经和腋静脉。腋动脉第三段的主要分支有肩胛下动脉和旋肱前、后动脉,肩胛下动脉平肩胛下肌下缘发出,其分支为旋肩胛动脉和胸背动脉,后者与胸背神经伴行入背阔肌。旋肱后动脉先向后穿四边孔,然后与旋肱前动脉分别绕过肱骨外科颈的后方和前方,相互吻合并分布于三角肌和肩关节。

2. 腋静脉位于腋动脉内侧,两者之间的前方有臂内侧皮神经和前臂内侧皮神经;后方为尺神经。

3. 臂丛位于腋窝内的是臂丛锁骨下部。由来自臂丛锁骨上部的三个后股合成后束;上、中干的前股合成外侧束;下干的前股延续为内侧束。三个束先位于腋动脉第一段的后外侧,继而位于腋动脉第二段的内、外侧及后方,在腋动脉第三段周围分为五大终支。

4. 腋淋巴结位于腋窝蜂窝脂肪组织中,约 20~30 个,可分为五群(图 1-3)。

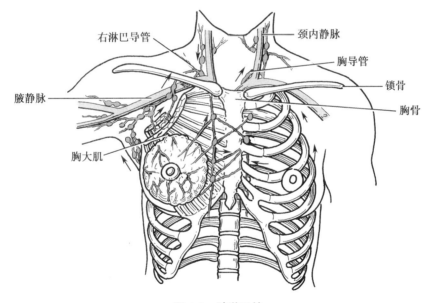

图 1-3 腋淋巴结

(1)外侧淋巴结:沿腋静脉远端排列,收纳上肢的淋巴;其输出管多注入中央及尖淋巴结,少部分注入锁骨上淋巴结。手和前臂的感染首先侵入此群淋巴结。

(2)胸肌淋巴结:在胸小肌下缘,沿胸外侧血管排列;收纳胸前外侧壁、乳房外侧部的淋巴;其输出管注入中央及尖淋巴结。施行乳腺癌根治手术,应避免损伤胸长神经,否则前锯肌瘫痪,出现"翼状肩胛"。

(3)肩胛下淋巴结:位于腋后壁,沿肩胛下血管、神经排列;收纳背部、肩胛区及胸后壁的淋巴;其输出管注入中央及尖淋巴结。乳腺癌手术清除淋巴结时,应注意保护胸背神经,免致背阔肌瘫痪。

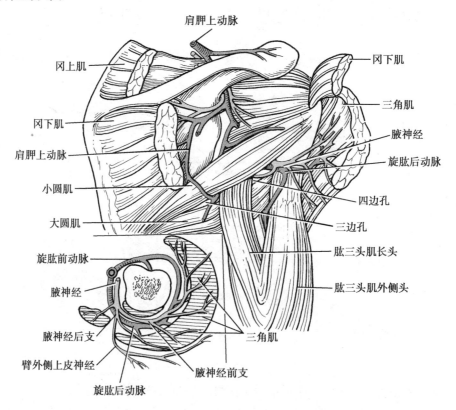

（4）中央淋巴结：位于腋窝底的脂肪组织中，收纳上述三群淋巴结的输出管，其输出管注入尖淋巴结。

（5）尖淋巴结：位于胸小肌与锁骨之间，锁胸筋膜深面，沿腋静脉近侧端排列；收纳中央淋巴结及其他各群淋巴结的输出管，以及乳房上部的淋巴。其输出管合成锁骨下干，左侧注入胸导管，右侧注入淋巴导管。

5. 腋鞘及腋窝蜂窝组织腋鞘，亦称颈腋管，由椎前筋膜延续包绕腋血管及臂丛而成。锁骨下臂丛麻醉，需将药液注入此鞘内。腋血管、臂丛及腋淋巴结之间，有蜂窝组织填充，并沿血管、神经束鞘与邻近各区相交通。向上经腋鞘达颈根部；向下达臂前、后区；向后经三边孔、四边孔分别为后胛区、三角肌区相交通。向前通胸肌间隙。因此，这些区域的感染可互相蔓延。

二、三角肌区和肩胛区

（一）三角肌区

三角肌区（图1-4），指该肌所在的区域。此区皮肤较薄，浅筋膜较致密，有腋神经的臂外侧上皮神经分布。

图 1-4 三角区和肩胛区的结构

1. 三角肌 其从前、外、后包绕肩关节，三角肌是临床常用肌内注射部位，三角肌后缘中、下 1/3 区肌质较薄，有损伤桡神经的可能，故被称为"危险区"。而三角肌的上 1/3 和中 1/3，肌质较厚且无大血管和神经，故视为"绝对安全区"。

2. 腋神经 其前支支配三角肌的前部与中部，其后支支配三角肌的后部和小圆肌。旋肱后血管与腋神经伴行穿四边孔,绕肱骨外科颈,向前与旋肱前血管吻合。肱骨外科颈骨折时,可伤及腋神经和旋肱前、后血管,致三角肌麻痹和深部血肿,日后可形成"方肩",须与肩关节脱位时的"方肩"表现加以鉴别。

(二) 肩胛区

1. 浅层结构和肌肉　肩胛区指肩胛骨后面的区域。此区皮肤厚,浅筋膜致密;肌肉由浅入深为斜方肌,背阔肌,冈上、下肌,小、大圆肌;肌的深面为肩胛骨。肩胛上神经起自臂丛锁骨上部和肩胛上血管分别经肩胛上横韧带的深面和浅面,分布于冈上、下肌(表1-1)。

表1-1　肩部肌

名称	起点	止点	肩关节运动	神经支配
三角肌	锁骨外侧 1/3 段、肩峰、肩胛冈	三角肌粗隆	外展、前屈、后伸	腋神经 C5、6
冈上肌	冈上窝	大结节上部	外展	肩胛上神经 C5
冈下肌	冈下窝	大结节中部	内收、旋外	肩胛上神经 C5
小圆肌	冈下窝下部	大结节下部	内收、旋外	腋神经 C5、6
大圆肌	肩胛骨下角背面	肱骨小结节嵴	内收、内旋、后伸	肩胛下神经 C5、6
肩胛下肌	肩胛下窝	肱骨小结节	内收、内旋、后伸	肩胛下神经 C5、6

2. 肩峰下囊与三角肌下囊　肩峰下囊位于肩峰与冈上肌腱之间,向前可延至喙肩韧带下方。三角肌下囊位于三角肌中部上份与肱骨大结节之间。两囊可彼此交通,当臂外展时起滑动作用。

3. 肌腱袖　肌腱袖,又称肩袖或旋转袖。由冈上、下肌,小圆肌和肩胛下肌的腱性部,在肩关节囊周围连成腱板,围绕肩关节的前、后和上方,分别止于肱骨大、小结节,并与关节囊结合,对肩关节起稳定作用。当肩关节扭伤或脱位时,可致肩袖撕裂或肱骨大结节骨折等。

(三) 肩胛动脉网

肩胛动脉网位于肩胛骨的周围。其构成有:肩胛上动脉,为甲状颈干的分支,经肩胛上横韧带上方,达冈上窝;肩胛背动脉,即颈横动脉降支,沿肩胛骨内侧缘下行,发支分布于冈下窝;旋肩胛动脉,为肩胛下动脉的分支,分布于冈下窝。三条动脉的分支彼此吻合成网,是肩部重要的侧支循环途径。当腋动脉血流受阻时,该网仍可维持上肢的血运(图1-5)。

三、肩关节

(一) 肩关节的骨端结构

肩关节由肱骨头和肩胛骨的关节盂构成(图1-6)。两关节面均覆盖一层关节软骨。肱骨头较大,关节盂浅小,呈椭圆形;周围有纤维软骨形成的盂唇使关节盂稍加深、加大,但仅能容纳关节头的 1/4~1/3。因此,肩

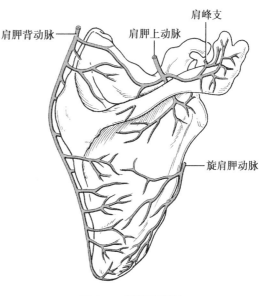

图 1-5　肩胛动脉网

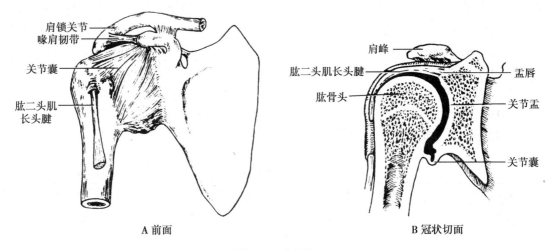

A 前面　　　　　　　　　　　　B 冠状切面

图 1-6　肩关节

关节的运动范围较大,但稳固性较差,临床上易发生肩关节脱位。

(二)关节囊和韧带

关节囊薄而松弛,于肩胛骨处附着于关节盂的周缘、喙突根部和肩胛骨颈;在肱骨则包绕解剖颈,内侧可达外科颈。

纤维层被下列腱纤维加强:上、下部分别由冈上肌肌腱及肱二头肌长头腱;前、后部分别由肩胛下肌腱、冈下肌腱和小圆肌。关节囊下壁最为薄弱,肩关节脱位时,肱骨头常从下壁脱出。关节囊内有肱二头肌长头腱通过。肩关节的韧带主要有盂肱韧带,位于关节囊前壁内面,有加强关节囊前壁的作用。喙肱韧带,自喙突根部的外侧缘斜向外下方,达肱骨大结节的前面。此韧带加强关节囊上部,而且有限制肱骨向外侧旋转和防止肱骨头向上方脱位的作用。在肩关节上方,喙肩韧带与喙突、肩峰共同形成一弓状骨韧带结构,称为喙肩弓,可防止肱骨头向上脱位。

(三)血腋供应与神经支配

肩关节的血液供应主要来自肩胛上动脉和旋肱前、后动脉的分支;神经来自肩胛上神经和腋神经的分支。

第二节　肩部手术入路

一、肩关节前内侧入路

(一)适应证

此入路适用于多数肩关节手术,如陈旧性肩关节脱位切开复位术、习惯性肩关节脱位复位关节囊修补术、肩关节融合术、肩关节结核病灶清除术等。

(二)手术入路

切口自肩锁关节前侧沿锁骨外 1/3 前缘向内,后转向下,沿三角肌前缘延伸到三角肌中下 1/3 交界点为止(图 1-7)。

切开皮肤、皮下组织,向两侧牵开皮瓣,显露三角肌、胸大肌间隙,并找出头静脉。在

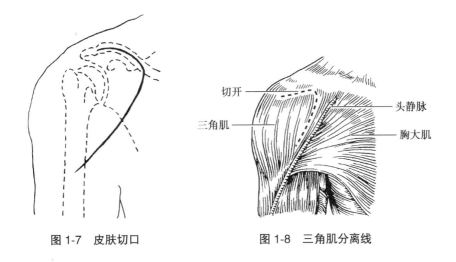

<table>
</table>

图 1-7　皮肤切口　　　　　　　　图 1-8　三角肌分离线

三角肌起点顺锁骨下横行切断,在头静脉外侧保留少许三角肌纤维,向下钝性分开三角肌
(图 1-8)。

　　向外侧牵开三角肌,暴露出喙突及附着于此的肱二头肌短头和喙肱肌、肩关节囊前侧以
及附着于肱骨小结节的肩胛下肌。根据手术需要,可在距肩胛下肌止点 1cm 处切断该肌,在
喙突下 0.5cm 处切断肱二头肌短头和喙肱肌的共同腱,从而暴露肩关节囊(图 1-9)。

　　纵弧形切开关节囊,即可显露出前内侧肩关节(图 1-10)。

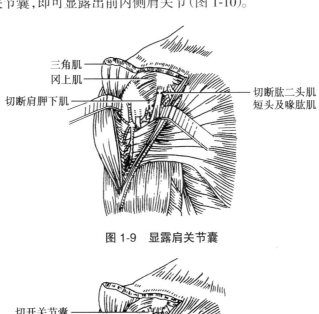

图 1-9　显露肩关节囊

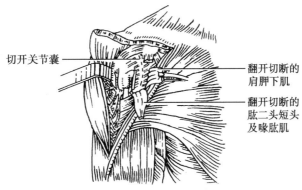

图 1-10　显露肩关节

二、肩锁关节前方入路

（一）适应证

此入路适用于肩锁关节脱位切开复位固定术。

（二）手术入路

切口从肩峰前上缘,沿着锁骨向内延伸至三角肌胸大肌间沟下3cm左右(图1-11)。

切开皮肤、皮下组织,自锁骨及肩峰前缘切开骨膜,于骨膜下剥离三角肌和斜方肌,并上下牵开,即可显露肩锁关节(图1-12)。

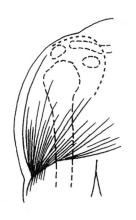

图1-11　皮肤切口

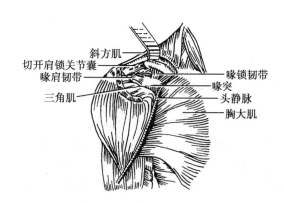

图1-12　显露肩锁关节

复习思考题

一、名词解释

1. "方肩"
2. 三边孔
3. 四边孔

二、问答题

1. 简述肩关节的组成、特点和运动形式。
2. 试述三角肌注射的"危险区"和"绝对安全区"。
3. 简述肩关节前内侧入路的手术适应证及入路途径。

第二章 上臂手术入路

 学习要点

上臂基本结构;三角肌前侧入路途径;上臂前外侧入路途径;上臂后侧入路途径。

第一节 上臂基本结构

上臂起于肩部下界,止于肱骨内、外上髁上方二横指处的环形线,借肱骨和内、外侧肌间隔分为臂前区和臂后区。

一、肱骨的形态

肱骨一体两端(图 2-1)。

上端有呈半球形的肱骨头朝向上后内方,与关节盂关节。头周围有环形浅沟称解剖颈。肱骨头的外侧和前方有隆起的大结节和小结节,各向下延伸有一骨嵴,称大结节嵴和小结节嵴。两结节间有一纵沟,为结节间沟。上端与体交界处稍细,称外科颈,较易发生骨折。

肱骨体中部外侧面有一粗糙的三角肌粗隆,为三角肌附着点。后面中部有自内上斜向外下的浅沟,称桡神经沟,桡神经和肱深动脉沿此沟经过,肱骨中部骨折易伤及桡神经。

肱骨下端较扁,前面外侧有半球状的肱骨小头,与桡骨相关节;内侧有滑车状的肱骨滑车,与尺骨相关节。滑车的前上方有冠突窝,在滑车的后上方有一窝,称鹰嘴窝,伸肘时容纳尺骨鹰嘴。小头外侧和滑车内侧各有一

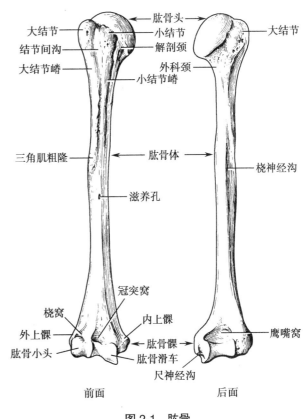

图 2-1 肱骨

个突起,分别称外上髁和内上髁,内上髁后下方有一浅沟,称尺神经沟,内上髁骨折可伤及尺神经。

二、臂前区

臂前区指肱骨和臂内、外侧肌间隔以前的部分,主要包括臂肌前群、血管及神经等结构。

(一)浅层结构

臂前区的皮肤较薄,浅筋膜薄而疏松,其内有皮神经和浅静脉分布(图2-2)。臂外侧上、下皮神经分布于臂外侧皮肤;臂内侧皮神经和肋间臂神经分布于臂内侧皮肤。浅静脉有头静脉和贵要静脉分别起自手背静脉网的桡侧和尺侧,到达臂前区后,头静脉沿肱二头肌外侧沟上行,最后经三角肌与胸大肌间沟,穿锁胸筋膜注入腋静脉或锁骨下静脉;贵要静脉和前臂内侧皮神经走行于肱二头肌内侧沟的下半,它们于臂中部下方出入深筋膜,贵要静脉汇入肱静脉,或直接续于腋静脉,肱二头肌外侧沟下部还有前臂外侧皮神经走行。

(二)深层结构

1. 臂筋膜 臂部的深筋膜称臂筋膜,臂前区的深筋膜较薄,向上移行于三角肌筋膜和腋筋膜;向下移行于前臂筋膜;在臂部屈、伸肌之间形成臂内、外侧肌间隔,附着于肱骨,并共同围成臂前区骨筋膜鞘(图2-3)。

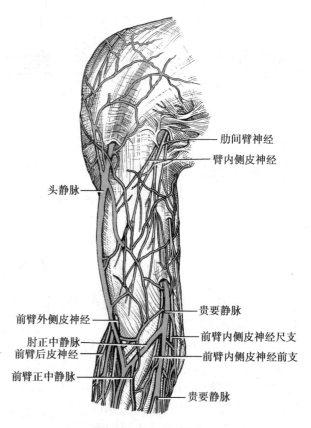

图2-2 臂前区浅层结构

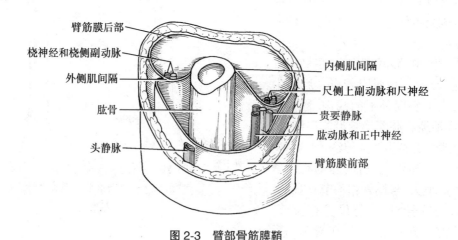

图2-3 臂部骨筋膜鞘

2. 臂肌 臂部前群有浅层的喙肱肌、肱二头肌和深层的肱肌(图2-4),后群有肱三头肌(表2-1)。

表2-1　臂部肌

肌群	名称	起点	止点	作用	神经支配
前群	肱二头肌	盂上粗隆,喙突	桡骨粗隆	屈肘,前臂旋后	肌皮神经 C5~7
	喙肱肌	喙突	肱骨中份	肩关节内收、前屈	
	肱肌	肱骨前面下半	尺骨粗隆	屈肘	
后群	肱三头肌	盂下粗隆,肱骨后面	鹰嘴	屈肘	桡神经 C5~8
	肘肌	肱骨外上髁	鹰嘴、尺骨后面上部	伸肘	

3. 血管束

(1) 肱动脉:在大圆肌下缘处续于腋动脉,沿肱二头肌内侧沟下行至肘窝深部;肱动脉近段居臂内侧,中段居前内方,远段居前方。故行压迫止血时,在臂近、中、远段应分别压向外方、后外方和后方。该动脉在臂部的分支有:

1) 肱深动脉:起自肱动脉上端,与桡神经伴行于桡神经沟内,穿肱骨肌管至臂后区;沿途分支营养肱三头肌和肱肌。其终支为桡侧副动脉,参与构成肘关节网。

2) 尺侧上副动脉:平肱肌起点处,发自肱动脉,与尺神经伴行,穿臂内侧肌间隔,达臂后区,参与肘关节动脉网。

3) 尺侧下副动脉:于肱骨内上髁上方5cm处起自肱动脉,经肱肌前面行向内侧,分为前、后两支,参与肘关节动脉网。

(2) 肱静脉:有两条肱静脉与肱动脉伴行;贵要静脉至臂中点稍下方穿深筋膜汇入肱静脉。

4. 神经

(1) 正中神经:伴肱动脉沿肱二头肌内侧沟下行,在臂上部位于肱动脉的外侧,在臂中点平面越过动脉前方,向下行于肱动脉内侧至肘窝,向下穿旋前圆肌进入前臂。

(2) 尺神经:在臂上部位于肱动脉内侧,在臂中点上方离开肱动脉,穿臂内侧肌间隔入臂后区。

(3) 桡神经:在臂上部行于肱动脉后方,然后伴肱深动脉沿桡神经沟走行;绕肱骨中段背侧转向外下方,穿肱骨肌管至臂后区。

(4) 肌皮神经:起自臂丛外侧束,穿喙肱肌,经肱二头肌与肱肌之间,行向外下方,发肌支支配上述三肌;其终支从肱二头肌与肱肌之间穿出,在肱二头肌外侧沟下份浅出,称为前臂外侧皮神经。

三、臂后区

臂后区指肱骨和臂内、外侧肌间隔以后的部分,主要包括臂肌后群、血管和神经等结构。

(一) 浅层结构

臂后区皮肤较厚,浅筋膜较致密,有四条皮神经分布。

1. 臂外侧上皮神经是腋神经的皮支,分布于三角肌区和臂外侧区的皮肤。

2. 臂外侧下皮神经起自桡神经,分布于臂外侧区下部的皮肤。

3. 臂后皮神经是桡神经在腋窝处的分支,分布于臂后区的皮肤。

4. 前臂后皮神经也是桡神经的分支,约于臂中、下1/3交界处穿出深筋膜,分布于前臂

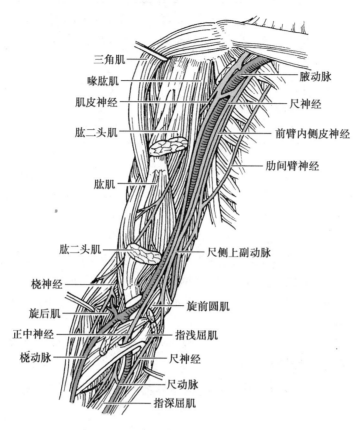

图 2-4　臂前区深层结构

后区皮肤。

（二）深层结构

1. 筋膜与肌肉　臂后区的深筋膜厚而坚韧,借臂内、外肌间隔与肱骨共同围成臂后区骨筋膜鞘,包绕肱三头肌。该肌的内、外侧头、长头与肱骨桡神经沟形成一个绕肱骨体中部后外侧面的管道,称为肱骨肌管,内有桡神经及伴行的肱深血管,故又名桡神经管（图 2-5）。

2. 神经血管束

（1）桡神经血管束:由桡神经和肱深血管组成。桡神经在大圆肌下缘与肱骨交角处斜向下外,于肱骨干后方与肱深血管经肱骨肌管,至臂中、下 1/3 交界处,与肱深动脉前支桡侧副动脉共同穿外侧肌间隔达臂前区。后者与桡侧返动脉吻合。肱深动脉后支中副动脉在臂后区下行,与骨间返动脉吻合。由于桡神经穿肱骨肌管时,紧贴骨面,故肱骨中段骨折时,易伤及桡神经,引起前臂伸肌麻痹,致"垂腕征"。

（2）尺神经:与尺侧上副动脉伴行,在臂中部以下,行于臂内侧肌间隔后方,经肘后内侧沟至前臂前区。

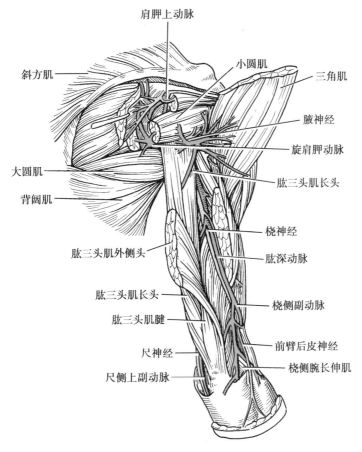

肩胛上动脉

斜方肌

小圆肌

三角肌

腋神经

旋肩胛动脉

肱三头肌长头

大圆肌

背阔肌

桡神经

肱深动脉

肱三头肌外侧头

桡侧副动脉

肱三头肌长头

肱三头肌腱

前臂后皮神经

尺神经

桡侧腕长伸肌

尺侧上副动脉

图 2-5 臂后区深层结构

第二节 上臂手术入路

一、三角肌前侧入路

（一）适应证

此入路适用于肱骨干上 1/3 段骨折切开复位内固定术、骨髓炎病灶清除术、骨肿瘤切除术、肱二头肌长头腱修复术等。

（二）手术入路

切口自锁骨下开始，经过喙突沿着三角肌前缘向下、向外延伸至三角肌止点处，做弧形切开（图 2-6）。

切开皮肤、皮下组织及深筋膜，向两侧牵开，辨明三角肌胸大肌间沟，确认头静脉，后沿三角肌胸大肌间沟分离，将三角肌牵向外侧，胸大肌牵向内侧，头静脉牵向内侧、外侧均可，在肱二头肌长头腱及胸大肌止点外侧纵行切开骨膜，行骨膜下剥离，即可显露肱骨干上段，术中可见旋肱前动脉由内而外穿越手术区，可予以结扎切断（图 2-7）。

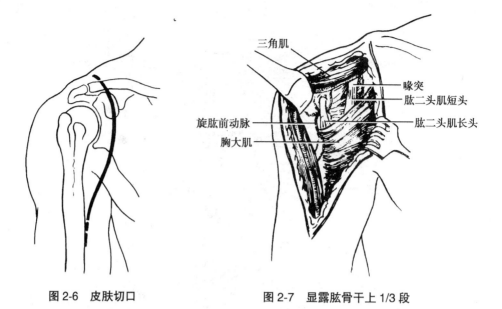

图 2-6 皮肤切口

图 2-7 显露肱骨干上 1/3 段

二、上臂前外侧入路

（一）适应证

此入路适用于肱骨干骨折的切开复位内固定术、肱骨干骨折不愈合切开植骨术、肱骨干肿瘤切除术等。

（二）手术入路

切口自三角肌前缘中点，沿着三角肌前缘、肱二头肌外缘向下，经过肘前达关节下方约 3cm（图 2-8）。

切开皮肤、皮下组织，保护头静脉，纵向分离肱肌外侧部纤维（图 2-9）。

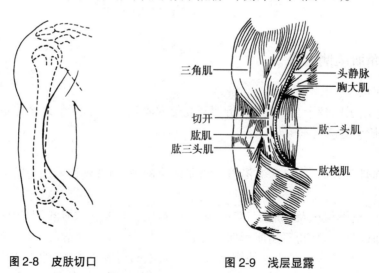

图 2-8 皮肤切口

图 2-9 浅层显露

纵向切开骨膜，在肱肌深面做骨膜下剥离，并向两侧牵开肌肉，头静脉牵向内侧，桡神经牵向外侧，即可显露肱骨干（图 2-10）。切口长度，可根据手术部位，视手术需要而定。

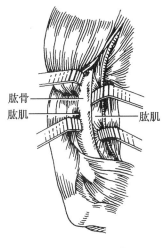

图 2-10 显露肱骨干

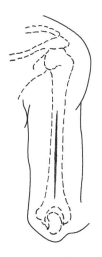

图 2-11 皮肤切口

三、上臂后侧入路

(一)适应证

此入路适用于股骨干后方及肱骨干远段的骨肿瘤切除术、骨髓炎病灶清除术,肱骨远段骨折不愈合植骨术,桡神经探查术等。

(二)手术入路

切口自三角肌后缘中点向下延伸到尺骨鹰嘴上方 5cm 左右,做纵向切口(图 2-11)。

切开皮肤、皮下组织及深筋膜,辨明肱三头肌外侧头与长头之间的肌间隙,沿着此间隙钝性分离,并继续向下,切开由肱三头肌外侧头和长头汇合而成的共同腱,将肱三头肌外侧头向外侧牵开,将肱三头肌长头向内侧牵开,可见到紧贴于桡神经沟中的桡神经,同时暴露肱三头肌内侧头,沿切口线方向纵向切开内侧头肌纤维直达骨膜(图 2-12)。

纵向切开骨膜,做骨膜下剥离,显露肱骨干(图 2-13)。

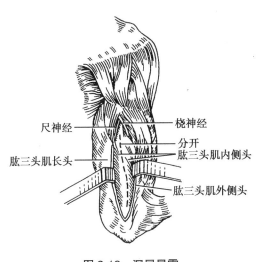

图 2-12 深层显露

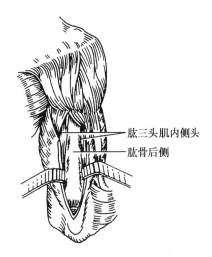

图 2-13 显露肱骨干

复习思考题

一、名词解释

1. 肱骨外科颈

2. 桡神经沟

3. 肱骨肌管

二、问答题

1. 简述臂前区骨筋膜鞘的构成及其通过的结构。

2. 简述三角肌前侧入路的适应证和入路途径。

3. 简述上臂前外侧入路途径。

第三章 肘部手术入路

 学习要点

肘部基本结构;肘关节后正中入路途径;肘关节外侧入路途径;肘关节内侧入路途径。

第一节 肘部基本结构

肘部介于臂与前臂之间,上、下界为肱骨内、外上髁连线上、下各两横指的环形线。通过两上髁的冠状面将肘部分为肘前区和肘后区。

一、肘关节

(一)肘关节的构成

肘关节(图 3-1),由肱骨下端和桡、尺骨上端构成复合关节。肱骨滑车与尺骨滑车切迹构成肱尺关节;肱骨小头与桡骨关节凹构成肱桡关节;桡骨头环状关节面与尺骨桡切迹构成桡尺近侧关节。各关节面均覆盖一层关节软骨。上述三个关节共同包裹在一个关节囊内。

(二)关节囊

关节囊上端分别附着于冠突窝、桡窝和鹰嘴窝的上缘以及肱骨滑车内侧缘和肱骨小头外侧缘;下端附着于尺骨滑车切迹关节面的边缘、鹰嘴、冠突的边缘,以及桡骨环状韧带。关节囊的前、后壁薄而松弛,两侧壁厚而紧张,并有韧带加强。囊的后壁最薄弱,故常见尺、桡两骨向后脱位,移向肱骨的后上方。

(三)韧带

1. 桡侧副韧带 位于囊的桡侧,由肱骨外上髁至桡骨环状韧带。

2. 尺侧副韧带 位于囊的尺侧,自肱骨内上髁至尺骨冠突和鹰嘴。

3. 桡骨环状韧带 包绕桡骨头的环状关节面,将桡骨头紧紧束缚于尺骨桡切迹内。该韧带附着于尺骨桡切迹的前、后缘,形成一上口大、下口小的骨纤维环,容纳桡骨头在环内旋转而不易脱出。幼儿 4 岁以前,由于桡骨头发育不完善,可见桡骨头半脱位。

(四)肘关节的血液供应与神经支配

肘关节由肘关节动脉网供应血液。肘关节动脉网由肱动脉、桡动脉及尺动脉的九条分支,在肘关节前后吻合而成。此网的主要吻合有四处(图 3-2)。

1. 尺侧下副动脉的前支与尺侧返动脉前支吻合。

2. 尺侧下副动脉后支、尺侧上副动脉与尺侧返动脉后支吻合。

3. 桡侧副动脉与桡侧返动脉吻合。

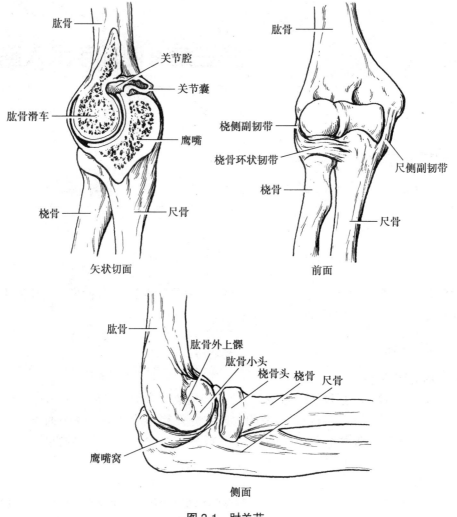

图 3-1 肘关节

4. 中副动脉与骨间后动脉的骨间返动脉吻合。

肘关节动脉网构成了肘关节周围丰富的侧支循环途径,故在结扎肱动脉或其分支时,不致造成上肢的缺血坏死。

神经支配来自肘关节附近的正中神经、尺神经、桡神经和肌皮神经的分支分布于肘关节。

二、肘前区

(一) 浅层结构

肘前区皮肤薄而柔软,浅筋膜疏松,浅静脉粗大,皮神经行于皮下。头静脉与前臂外侧皮神经行于肱二头肌腱外侧;贵要静脉与前臂内侧皮神经行于肌腱内侧。肘正中静脉通常由头静脉分出,斜向上内呈"N"形注入贵要静脉;或由前臂正中静脉至肘前区分为头正中静脉和贵要正中静脉,呈"Y"形分别汇入头静脉和贵要静脉。上述静脉管径粗大、位置表浅,隔皮易见,是临床上做静脉穿刺及导管插入的常用部位。肘浅淋巴结位于肱骨内上髁上方,在贵要静脉附近,又名滑车上淋巴结;收纳手与前臂尺侧半的浅淋巴,其输出管注入腋淋巴结。

（二）深层结构

1. 深筋膜　上接臂筋膜，下连前臂筋膜。从肱二头肌腱内侧，向下内止于前臂筋膜的部分，称为肱二头肌腱膜。腱膜与肱二头肌腱交角处，是触及肱动脉搏动和测量血压的听诊部位。

2. 肘窝　是指肘前区尖端朝向上肢远端的三角形凹陷。

（1）境界：上界为肱骨内、外上髁的连线，下外侧界为肱桡肌，下内侧界为旋前圆肌。窝顶由浅入深依次为皮肤、浅筋膜、深筋膜及肱二头肌腱膜；窝底由肱肌与旋后肌和肘关节囊组成。

（2）内容（图 3-3）

1）肱二头肌腱：在肘窝的正中，是寻找血管神经的标志。其内侧有肱动脉及两条伴行静脉，再内侧为正中神经。

2）肱动脉：在肘窝中点远侧 2cm 处分为桡、尺动脉；两者在肘窝内均发出返支参与肘关节动脉网的构成。桡动脉从肘窝尖处、尺动脉经旋前圆肌深面分别进入前臂桡、尺侧。

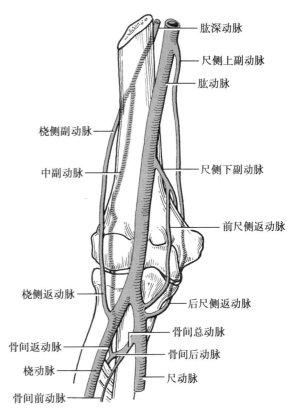

图 3-2　肘关节动脉网

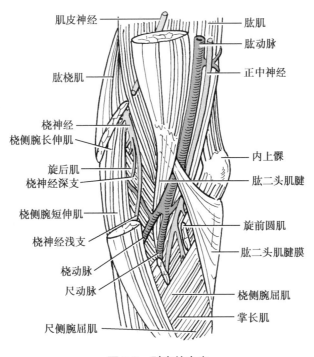

图 3-3　肘窝的内容

3）肘深淋巴结：位于肱动脉分叉处。收受前臂深部淋巴，注入腋淋巴结。

4）正中神经：越过尺动脉前方，穿旋前圆肌两头之间进入前臂。

5）前臂外侧皮神经和桡神经：肱二头肌腱外侧，有前臂外侧皮神经穿出深筋膜，分布于前臂外侧皮肤。在肱肌与肱桡肌之间，有桡神经与桡侧副动脉伴行。平肱骨外上髁处，桡神经分为浅、深两支；浅支为感觉支，经肱桡肌深面达前臂桡侧；深支为混合性神经，穿旋后肌至前臂后区，改名为骨间后神经，支配前臂诸伸肌。肱骨髁上骨折引起桡神经损伤最多见，其次为正中神经，再次为尺神经。

三、肘后区

（一）浅层结构

肘后区皮肤厚而松弛，移动度较大，浅筋膜不甚发达，在皮肤与尺骨鹰嘴之间常有黏液囊，称鹰嘴皮下囊，不与关节腔相通。有炎症或出血时黏液囊可肿大。

（二）深层结构

肱三头肌腱止于尺骨鹰嘴。在肌腱与鹰嘴之间有鹰嘴腱下囊。肱骨内上髁与尺骨鹰嘴之间有尺神经通过。肘关节脱位或内上髁骨折时，均可伤及尺神经。

（三）肘后三角

肘后三角是指正常肘关节在屈肘呈直角时，肱骨内、外上髁与尺骨鹰嘴尖端，三点成一尖向远侧的等腰三角形，肘关节伸直时，三点成一直线。当肘关节脱位或骨折时，上述正常关系即发生改变（图3-4）。

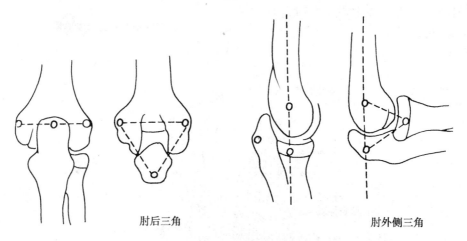

肘后三角　　　　　　　　　　　　肘外侧三角

图3-4　肘后三角和肘外侧三角

（四）肘外侧三角

肘外侧三角是指屈肘90°时，肱骨外上髁、桡骨头与尺骨鹰嘴尖端，三点成一尖向前的三角形。其中央点是肘关节穿刺的进针部位。伸肘时，上述三点间的凹陷称肘后窝，其深面适对肱桡关节，并可触及桡骨头，也是肘关节穿刺点。

第二节 肘部手术入路

一、肘关节后正中入路

(一) 适应证

此入路适用于陈旧性肘关节后脱位切开复位内固定术、肱骨下端髁间骨折切开复位内固定术、肘关节结核病灶清除术等。

(二) 手术入路

切口起自臂部后正中线,尺骨鹰嘴尖端上方 10cm 左右处,向下延伸至尺骨鹰嘴尖端下方 4cm 左右(图 3-5)。

切开皮肤、皮下组织,潜行游离切口两侧的皮肤瓣,显露肱三头肌的肌腱。然后在肱骨内上髁后侧的尺神经沟内找到尺神经,并游离出 6cm 左右,用橡皮条轻轻牵向内侧,并用生理盐水纱布加以保护。继之将肱三头肌肌腱做舌瓣状切开,其尖端起于约在尺骨鹰嘴突上方约 10cm 处,而基底部在关节线上,切割时,应将刀刃向中线偏斜,形成浅部宽、深部窄的腱膜瓣(图 3-6)。

将其向下翻转,然后沿肱骨轴线纵行切开肱骨骨膜,于骨膜下向两侧剥离,并向两侧牵开,暴露肱骨下端及肘关节后侧关节囊,最后顺尺骨鹰嘴边缘切开关节囊,牵开切开的关节囊,暴露出肘关节后侧面(图 3-7)。

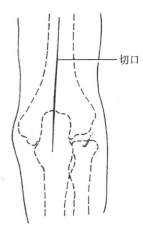

图 3-5 肘关节后正中切口

切口

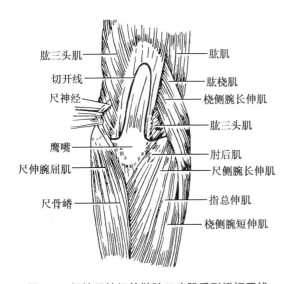

图 3-6 保护尺神经并做肱三头肌舌形瓣切开线

肱三头肌
切开线
尺神经
鹰嘴
尺伸腕屈肌
尺骨嵴
肱肌
肱桡肌
桡侧腕长伸肌
肱三头肌
肘后肌
尺侧腕长伸肌
指总伸肌
桡侧腕短伸肌

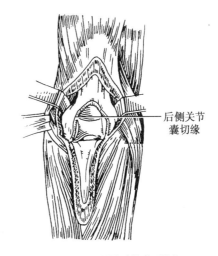

图 3-7 显露肘关节后侧

后侧关节囊切缘

二、肘关节外侧入路

(一) 适应证

此入路适用于肱骨外上髁骨折切开复位内固定术、桡骨头骨折切开复位内固定术、桡骨头切除术、人工桡骨头置换术等。

（二）手术入路

切口起自肘横纹上 5cm 外侧，经肱骨外上髁、桡骨小头，向下后方延伸到肘肌和前臂伸肌群之间（图 3-8）。

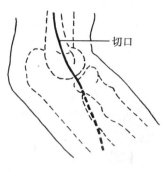

图 3-8　肘关节外侧切口

切开皮肤、皮下组织，上臂部分，于肱桡肌、桡侧腕长伸肌和肱三头肌之间的间隙进入，直达肱骨，在下部切口内分开肘肌和尺侧腕伸肌（图 3-9）。

切开肱骨外侧骨膜，行骨膜下剥离，附着在外上髁上的伸肌群起点，可在骨膜下剥离，也可连同部分外上髁骨质一同凿下后向下翻转牵开，纵向切开关节囊，显露肱桡关节（图 3-10）。

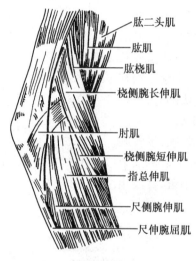

图 3-9　肘关节深部切开线

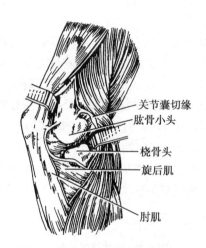

图 3-10　切开外侧关节囊显露肱桡关节

三、肘关节内侧入路

（一）适应证

此入路适用于肱骨内上髁骨折切开复位内固定术、尺神经松解术、肘关节内侧游离体摘除术等。

（二）手术入路

以肱骨内上髁为中心，在肘关节内侧做一长约 10cm 的弧形切口（图 3-11）。

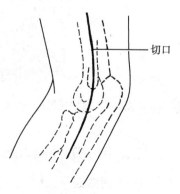

图 3-11　肘关节内侧切口

切开皮肤、皮下组织，扪及肱骨内髁及鹰嘴后，在肱骨内上髁后侧的尺神经沟内找到尺神经，切开尺神经表面的筋膜，将尺神经游离出 6cm 左右长的一段，用橡皮条将其牵向内侧予以保护。确认尺神经被牵向内侧后，如图中虚线，用一锐利骨刀切断内上髁，连同附着其上的屈肌群一起翻向远侧。注意不可过度牵拉，避免损伤正中神经到屈肌群的小分支（图 3-12）。

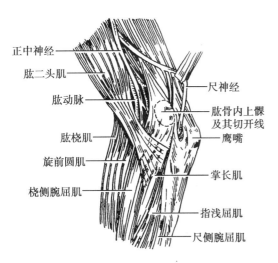

正中神经

肱二头肌

肱动脉

肱桡肌

旋前圆肌

桡侧腕屈肌

尺神经

肱骨内上髁
及其切开线

鹰嘴

掌长肌

指浅屈肌

尺侧腕屈肌

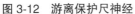

图 3-12　游离保护尺神经

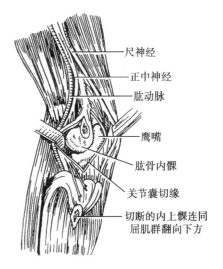

尺神经

正中神经

肱动脉

鹰嘴

肱骨内髁

关节囊切缘

切断的内上髁连同
屈肌群翻向下方

图 3-13　切开内侧关节囊显露肘关节

将内侧关节囊纵行切开,即可显露出肘部关节面(图 3-13)。

复习思考题

一、名词解释
肘后三角

二、问答题
1. 肘窝的构成? 内容包括哪些结构?
2. 简述肘关节后正中入路途径。
3. 简述肘关节外侧入路途径。

第四章　前臂手术入路

 学习要点

前臂基本结构;前臂背桡侧入路途径;前臂背尺侧入路途径。

第一节　前臂基本结构

前臂介于肘部和手部之间。上起肘部下界,下止桡、尺骨茎突近端两横指的环形线。以桡、尺骨和前臂骨间膜为界分为前臂前区和前臂后区。

一、尺、桡骨形态

(一) 尺骨

尺骨居前臂内侧,一体两端。上端粗大,前面有一半圆形深凹,称滑车切迹,与肱骨滑车关节。切迹后上方的突起称鹰嘴,前下方的突起称冠突。冠突外侧面有桡切迹,与桡骨头相关节;冠突下方的粗糙隆起,称尺骨粗隆,尺骨体上段粗,下段细,外缘锐利,为骨间缘,与桡骨相对。下端为尺骨头,其前、外、后有环状关节面与桡骨尺切迹相关节。头后内侧有锥状突起,称尺骨茎突。后缘全长、尺骨头和茎突都可在体表触摸到(图 4-1)。

(二) 桡骨

桡骨位于前臂外侧部,一体两端。上端膨大称桡骨头,头上面的关节凹与肱骨小头相关节;周围的环状关节面与尺骨相关节;头下方略细,称桡骨颈。颈的内下侧有突起,称桡骨粗隆。桡骨体呈三菱柱形,内侧缘为骨间缘。下端前凹后凸,外侧向下突出,称茎突。下端内面有关节面,称尺切迹,与尺骨头相关节,下面有腕关节面与腕骨相关节。在正常情况下尺骨茎突比桡骨茎突高约 1cm。桡骨茎突和桡骨头可在体表触摸到。

二、前臂前区

(一) 浅层结构

前臂前区皮肤较薄,移动度较大。浅筋膜中尺侧有贵要静脉及其属支,以及前臂内侧皮神经;桡侧有头静脉及其属支,以及前臂外侧皮神经;正中神经和尺神经的掌支均于屈肌支持带近端浅出深筋膜。

(二) 深层结构

1. 筋膜　前臂前区的深筋膜薄而韧,近肘部有肱二头肌腱膜加强;远侧部在腕前部加厚,形成厚而坚韧的扁带,称为屈肌支持带。前臂前区的深筋膜向深部发出前臂内、外侧肌间隔,介于屈、伸肌之间,分别连于尺、桡骨;它与两骨和前臂骨间膜共同围成前臂前骨筋膜

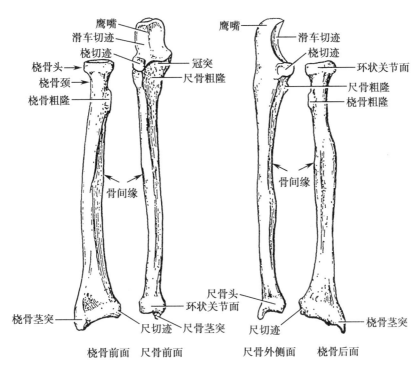

鹰嘴
滑车切迹
桡切迹
桡骨头
桡骨颈
桡骨粗隆
冠突
尺骨粗隆
骨间缘
桡骨茎突
尺骨头
环状关节面
尺切迹　尺骨茎突
桡骨前面　尺骨前面

鹰嘴
滑车切迹
桡切迹
环状关节面
尺骨粗隆
桡骨粗隆
骨间缘
尺切迹
桡骨茎突
尺骨外侧面　桡骨后面

图 4-1　桡骨和尺骨

鞘。鞘内有前臂前群,桡、尺侧血管神经束,骨间前血管神经束和正中神经等。

2. 肌肉前臂肌前群　共有 9 块,分为 3 层(表 4-1)。

表 4-1　前臂前群肌

肌群	名称	起点	止点	作用	神经支配
浅层	肱桡肌	肱骨外上髁上方	桡骨茎突	屈肘	桡神经 C5、6
	旋前圆肌	肱骨内上髁、前臂筋膜	桡骨中部外、后面	屈肘、前臂旋前	正中神经 C6、7
	桡侧腕屈肌		第 2 掌骨底前面	屈肘、屈腕、手外展	
	掌长肌		掌腱膜	屈腕、紧张掌腱膜	
	尺侧腕屈肌		豌豆骨	屈腕、手内收	尺神经 C8~T1
中层	指浅屈肌	肱骨内上髁、前臂筋膜	第 2~5 指中节指骨底	屈近侧指骨间关节、掌指关节、腕	正中神经(C6~T1)
深层	拇长屈肌	桡骨中 1/3、骨间膜前面	拇指远节指骨底	屈拇指	正中神经(C6~T1)指深屈肌尺侧半:尺神经
	指深屈肌	尺骨及骨间膜前面	第 2~5 指远节指骨底	屈远侧指骨间关节、掌指关节、腕	
	旋前方肌	尺骨远侧 1/4 前面	桡骨远侧 1/4 前面	前臂旋前	

（1）浅层：从桡侧到尺侧依次为肱桡肌、旋前圆肌、桡侧腕屈肌、掌长肌、及尺侧腕屈肌（图4-2）。

（2）中层：只有指浅屈肌。

（3）深层：桡侧为拇长屈肌，尺侧为指深屈肌，两肌远侧深面为旋前方肌。旋前圆肌：两头分别起自肱骨内上髁与尺骨冠突，两者之间有正中神经穿过，尺头的深面有尺动脉穿过。肌纤维斜向下外，止于桡骨中1/3的外面及后面，此处近端有旋后肌附着，远端有旋前方肌附着。当桡骨骨折时，骨折线在旋前圆肌止点以上或以下，其错位结果不同。掌长肌：肌腹很短，肌腱细长，可屈腕并紧张掌腱膜。临床上可取其腱做肌腱移植用。约4.6%的人缺如。

3. 血管神经束 前臂前区有四个血管神经束（图4-3）。

（1）桡血管神经束：由桡动脉及其两条伴行静脉和桡神经浅支组成。走行于前臂桡侧屈、伸肌分界线上，此线是剖露桡骨的安全入路。

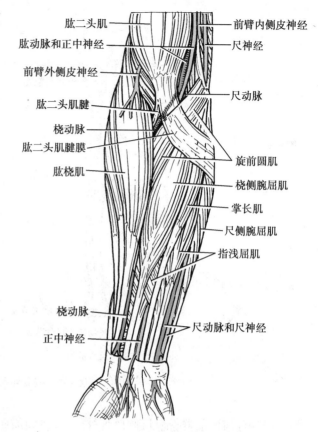

图4-2 前臂前区浅层肌

1）桡动脉：有两条伴行静脉，行于肱桡肌尺侧缘，此缘是暴露桡动脉的标志。该动脉上1/3位于肱桡肌与旋前圆肌之间，下2/3位于肱桡肌与桡侧腕屈肌之间，其远侧1/3位置表浅，为触摸脉搏处。

2）桡神经浅支：是桡神经干的直接延续，沿肱桡肌深面下行于桡动脉外侧；在前臂近侧1/3，两者相距较远，中1/3两者相伴行，远侧1/3又分开；经肱桡肌腱深面，转至前臂后区，分布于腕及手背桡侧半皮肤，以及桡侧两个半指近节指骨背侧皮肤。

（2）尺血管神经束：由尺动脉及两条伴行静脉和尺神经组成。

1）尺动脉：经旋前圆肌深面，穿指浅屈肌腱弓至前臂前区尺侧；在前臂近侧1/3，位于指浅屈肌深面，在远侧2/3，位于尺侧腕屈肌与指浅屈肌之间，经屈肌支持带的浅面、豌豆骨桡侧入手掌。尺动脉上端发出骨间总动脉，该动脉分为骨间前、后动脉，分别行于前臂骨间膜的前、后方。

2）尺神经：自肘后尺神经沟下行，穿尺侧腕屈肌腱弓的深面入前臂前区。在前臂近侧1/3与尺血管相距较远，于远侧2/3伴行于尺血管尺侧，经腕部豌豆骨桡侧入手掌。尺神经发肌支支配尺侧腕屈肌、指深屈肌尺侧半；于桡腕关节近侧5cm处分出手背支，分布于手背尺侧半皮肤。

（3）正中神经血管束：由正中神经及其伴行血管组成。

1）正中神经：穿旋前圆肌肱、尺二头之间，经指浅、深屈肌腱弓深面，至前臂中1/3位于指浅、深屈肌之间，远侧1/3位于桡侧腕屈肌与掌长肌之间。正中神经发肌支支配旋前圆肌、桡侧腕屈肌、掌长肌和指浅屈肌,并发出掌支分布于手掌近侧部皮肤。正中神经的桡侧没有分支,是其安全侧。

2)骨间前动脉的分支及其伴行静脉是正中神经的伴行血管。

(4)骨间前神经血管束:由骨间血管和神经组成。骨间前神经是正中神经的分支,与起自骨间总动脉的骨间前动脉伴行,位于前臂骨间膜前方,拇长屈肌和指深屈肌之间,旋前方肌深面。发支支配拇长屈肌、指深屈肌桡侧半和旋前方肌。

4. 前臂屈肌后间隙:位于前臂前区远侧1/4,指深屈肌、拇长屈肌腱与旋前方肌之间;两侧界分别为桡、尺侧腕屈肌及前臂筋膜。远侧经腕管与手掌的筋膜间隙相通。当前臂或掌间隙感染时,可互相蔓延。

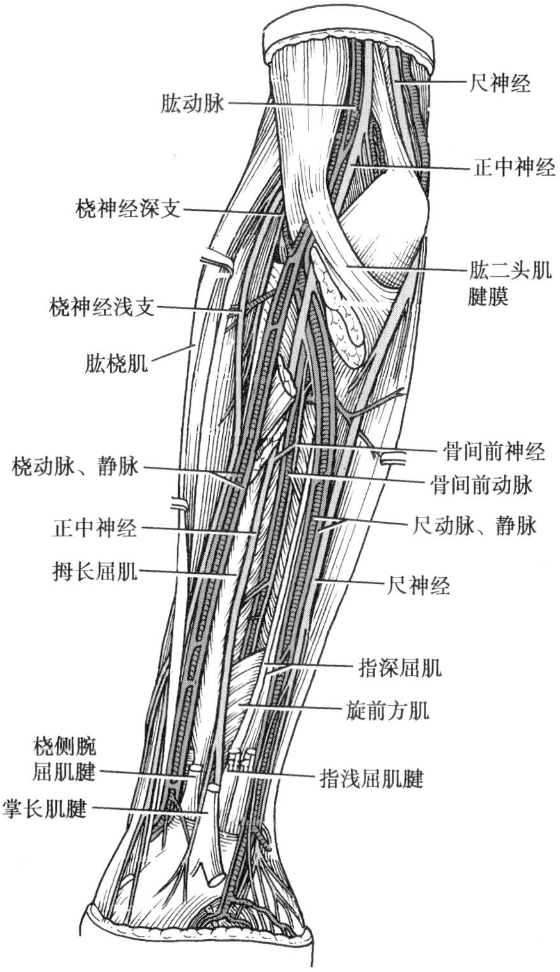

三、前臂后区

(一)浅层结构

前臂后区皮肤较厚,移动度较小。浅筋膜内有头静脉和贵要静脉的主干和属支,彼此吻合成网。前臂后皮神经是桡神经的分支,与前臂内、外侧的皮神经共同分布于该区的皮肤。

(二)深层结构

1. 筋膜 前臂后区的深筋膜厚而坚韧,近侧因有肱三头肌腱膜而增强;远侧在腕背侧增厚形成伸肌支持带。深筋膜与前臂内、外侧肌间隔,尺、桡骨及前臂骨间膜共同围成前臂后骨筋膜鞘。

2. 肌肉 前臂肌后群共10块,分为两层。

(1)浅层:共有5块肌,自桡侧向尺侧依次为:桡侧腕长伸肌、桡侧腕短伸肌、指伸肌、小指伸肌和尺侧腕伸肌。它们有一个共同起点,即伸肌总腱起自肱骨外上髁后面;另外还起自深筋膜深面及各肌之间的肌间隔。

(2)深层:有5块肌,旋后肌位于上外侧部,其余从桡侧向尺侧为:拇长展肌、拇短伸肌、拇长伸肌和示指伸肌。由于伸、展拇指的3块肌肉从深层浅出,经桡侧腕长、短伸肌腱的浅面,故将浅层肌又分为两群:外侧群为桡侧腕长、短伸肌及肱桡肌;后群为指伸肌、小指伸肌和尺侧腕伸肌;分别由桡神经和骨间神经的分支支配。两肌群间的缝隙,因无神经走行,是前臂后区手术的安全入路(表4-2)。

图 4-3 前臂前区血管和神经

肱动脉
尺神经
正中神经
桡神经深支
肱二头肌腱膜
桡神经浅支
肱桡肌
桡动脉、静脉
正中神经
拇长屈肌
骨间前神经
骨间前动脉
尺动脉、静脉
尺神经
指深屈肌
旋前方肌
桡侧腕屈肌腱
指浅屈肌腱
掌长肌腱

表 4-2　前臂后群肌

肌群		名称	起点	止点	作用	神经支配
浅层	外侧群	桡侧腕长伸肌	肱骨外上髁	第 2 掌骨底背面	伸、外展桡腕关节	桡神经 C6~8
		桡侧腕短伸肌		第 3 掌骨底背面	伸桡腕关节	
	后群	指伸肌		第 2~5 指中节和远节指骨底	伸指、伸腕	
		小指伸肌		小指指背腱膜	伸小指、伸腕	
		尺侧腕伸肌		第 5 掌骨底	伸、内收桡腕关节	
深层	上部	旋后肌	肱骨外上髁、尺骨	桡骨前面上 1/3	前臂旋后	桡神经 C6~8
	下部	拇长展肌	桡、尺骨背面	第 1 掌骨底	外展拇指及桡腕关节	
		拇短伸肌		拇指近节指骨底	伸拇掌指关节	
		拇长伸肌		拇指远节指骨底	伸拇指	
		示指伸肌		示指中节指骨底	伸示指	

3. 血管神经束　由骨间后神经、血管组成,走行于浅、深层伸肌之间(图 4-4)。

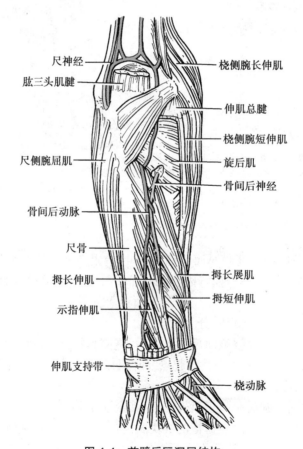

图 4-4　前臂后区深层结构

　　(1) 桡神经深支和骨间后神经:桡神经在肘窝分为浅、深二支。深支行向下后,发支支配桡侧腕长,短伸肌和旋后肌,随后穿入旋后肌,并在桡骨头下方 5~7cm 处穿出该肌,名为骨间后神经,发支支配前臂后群诸肌。

(2) 骨间后动脉:起自骨间总动脉,经骨间膜上缘进入前臂后区,在浅、深层之间伴骨间后神经下行,分支营养邻近诸肌,并发出骨间返动脉向上返行,参与肘关节动脉网形成。该动脉有骨间后静脉伴行。骨间返动脉起源与骨间后动脉占55.34%,起源于骨间总动脉占44.66%。

 知识链接

前臂远段骨折是上肢最常见的骨折,主要指桡骨远端骨折,而单独尺骨远端骨折比较少见,常伴随桡骨远端骨折一起出现。桡骨远端骨折主要表现为桡骨远端的疼痛、肿胀、前臂和腕部活动减少,前臂旋转功能受限,并出现明显的背侧成角畸形,称为"枪刺手"状畸形。如果骨折向桡侧移位,又称"锅铲畸形"或"餐叉"畸形。骨折断端可刺破肌腱,导致肌腱断裂,也可由于移位压迫正中神经,出现手的功能障碍。因此骨折复位或固定时,要注意检查是否有肌腱或神经的损伤,以免误诊(图4-5)。

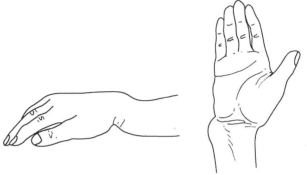

图4-5　Colles骨折的典型畸形

第二节　前臂手术入路

一、前臂背尺侧入路

(一)适应证

此入路适用于尺骨干骨折复位内固定术、尺骨肿瘤切除术以及尺骨骨髓炎清除术。

(二)手术入路

1. 肘关节屈曲,显露位于皮下的尺骨。切口自尺骨鹰嘴下方5cm,沿皮下的尺骨嵴向远端切开至尺骨茎突(图4-6)。

2. 切开皮肤、皮下组织。显露尺骨骨嵴以及位于尺骨外侧的尺侧腕伸肌和内侧的尺侧腕屈肌(图4-7)。

3. 切开尺骨骨膜,剥离牵开尺侧腕伸肌即可显露尺骨(图4-8)。

4. 切口近端显露覆盖于尺骨近端的肘肌(图4-9)。

5. 此手术入路进行尺骨骨折复位钢板内固定时,钢板应置于尺侧腕伸肌深面,避免直接将钢板置于皮下,否则会导致钢板在皮下突起引发不适,尤其是在前臂接触坚硬的桌面时(图4-10)。

二、前臂背桡侧入路

(一)适应证

此入路适用于桡骨骨折切开复位内固定术、桡骨肿瘤切除术、桡骨下端骨折畸形愈合截骨矫形术以及骨髓炎清除术。

（二）手术入路

1. 前臂旋前，切口自桡骨背侧 Lister 结节向近侧至肱骨外上髁前 2.0cm（图 4-11）。

2. 切开皮肤、皮下组织，显露前臂背侧筋膜，确认指总伸肌和桡侧腕短伸肌的筋膜间隔（图 4-12）。

3. 沿此筋膜间隔切开背侧筋膜，将指总伸肌牵向后方，桡侧腕短伸肌牵向前方，切口远端可暴露拇长展肌斜跨桡骨背侧表面（图 4-13）。

4. 切口近端可见旋后肌覆盖在桡骨上面。注意骨间后神经自旋后肌深面穿出并沿桡骨下行，此时前臂旋后可使骨间后神经远离切口区域，以利保护（图 4-14）。

5. 沿桡骨干外侧缘纵向切开旋后肌并向内翻转，与骨间后神经一起牵开，显露桡骨骨干（图 4-15）。

复习思考题

一、名词解释

前臂屈肌后间隙

二、问答题

1. 简述前臂前骨筋膜鞘的构成及其通过的结构。

2. 在经前臂背桡侧入路进行手术时，如何辨认以及保护骨间后神经？

3. 经前臂背尺侧入路手术进行尺骨骨折复位钢板内固定时，怎样合适置入钢板？

第五章　腕、手部手术入路

腕、手部基本结构;腕背侧入路途径;腕关节掌侧入路途径;屈指肌腱掌侧入路途径。

第一节　腕、手部基本结构

腕介于前臂和手之间,其上界为尺、桡骨茎突近侧二横指的环线,下界相当于屈肌支持带的下缘水平。手分为手掌、手背和手指三部分。

一、骨与关节

(一) 手骨

手骨包括腕骨、掌骨和指骨(图 5-1)。

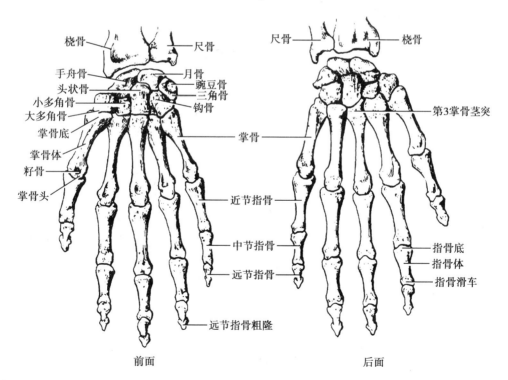

图 5-1　手骨

1. 腕骨　共8块,排成远、近二列。近侧列由桡侧向尺侧依次是手舟骨、月骨、三角骨和豌豆骨;远侧列为大多角骨、小多角骨、头状骨和钩骨。各腕骨均以相邻的关节面构成腕骨间关节。8块腕骨不是排列在一个平面上,而是构成一个掌面凹陷的腕骨沟。

2. 掌骨　共5块,由桡侧向尺侧依次为第1~5掌骨。掌骨近侧端为底,邻腕骨,远端为头,与指骨相关节,中间部为体。握拳时,掌骨头显露于皮下。

3. 指骨　共14块,拇指为二节,2~5指为三节,由近侧向远侧依次为近节指骨、中节指骨和远节指骨。指骨的近侧端为底,中部为体,远侧端为滑车。远节指骨远侧端无滑车,其掌面有粗糙隆起,称远节指骨粗隆(甲粗隆)。

(二)手的关节

手的关节包括桡腕关节、腕骨间关节、腕掌关节、掌骨间关节、掌指关节和指骨间关节。

1. 桡腕关节　又称腕关节,即桡骨的腕关节面和尺骨头下方的关节盘与近侧排腕骨之间的关节。关节囊松弛,关节的前、后和两侧均有韧带加强,其中掌侧韧带最为坚韧,所以腕的后伸运动受限。

2. 腕骨间关节　为相邻腕骨之间构成的关节,可分为近侧列腕骨间关节、远侧列腕骨间关节和两列腕骨之间的关节。各关节腔彼此相通,如果发生感染易互相扩散。

3. 腕掌关节　为远侧排腕骨与5个掌骨底构成。除拇指和小指的腕关节外,其余各指的腕掌关节运动范围极小。

二、腕的局部解剖

(一)腕前区

1. 浅层结构　皮肤和皮下组织薄而松弛,移动性大。

2. 深层结构　分浅、深两层。浅层为腕掌侧韧带,深层为屈肌支持带。

(1)腕掌侧韧带:为前臂深筋膜向下的延续,在腕前区增厚形成,对前臂屈肌腱有固定、保护和支持作用。

(2)屈肌支持带:又叫腕横韧带,是前臂深筋膜在腕部的增厚,横架于腕骨沟的上方,厚而坚韧,尺侧附于豌豆骨和钩骨,并与腕掌侧韧带围成尺侧腕管,内有尺神经和尺动、静脉通过;桡侧分两层附于舟骨和大多角骨,形成桡侧腕管,内有桡侧腕屈肌腱及其腱鞘通过(图5-2)。

(3)腕管:由腕沟与腕横韧带围成。内有指浅、深屈肌腱及包绕它们的屈肌总腱鞘、拇长屈肌腱及腱鞘、正中神经通过。正中神经在腕管内变扁平,紧贴屈肌支持带桡侧端的深面,腕管骨折时可压迫正中神经,导致腕管综合征。在腕部的掌侧可以触到豌豆骨,舟骨结节,桡、尺骨茎突。当用力握拳屈腕时,在腕掌侧的正中部可见隆起的掌长肌。其桡侧腕屈肌腱的皮肤隆起,两腱之间的深面为正中神经通过的位置。

 知识链接

腕管综合征:是正中神经在腕管内受到压迫而引起的一组症状和体征。在女性的发病率较男性更高,但原因尚不清楚。常见症状包括正中神经支配区(拇指、示指、中指和环指桡侧半)感觉异常和(或)麻木。夜间手指麻木很多时候是腕管综合征的首发症状,许多患者均有夜间手指麻醒的经历。随着病情加重,患者可出现明确的手指感觉减退或消失,拇短展肌和拇对掌肌萎缩或力弱。患者可出现大鱼际桡侧肌肉萎缩,拇指不灵活,与其他手指对捏的力量下降,甚至不能完成对捏动作。

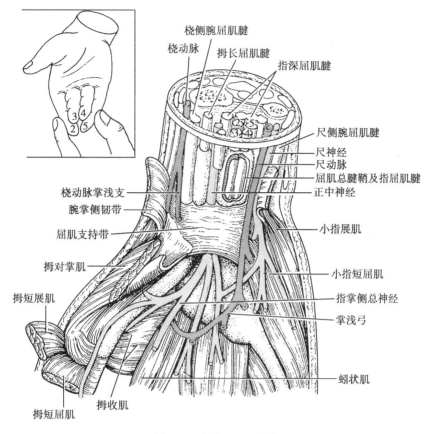

图 5-2 腕前区深层结构

(二)腕后区

1. 浅层结构　皮肤比腕前区厚,浅筋膜薄,内有浅静脉及皮神经。头静脉和贵要静脉分别起始于腕后区桡侧和尺侧的浅筋膜内。

2. 深层结构

(1)伸肌支持带:又名腕背侧韧带,由腕背深筋膜增厚形成。其内侧附于尺骨茎突和三角骨,外侧附于桡骨远端外侧缘。此韧带向深面发出 5 个纤维隔,形成 6 个骨纤维管道,有 9 条前臂伸肌肌腱及其腱鞘通过。各管道内从桡侧向尺侧依次通过的是:拇长展肌和拇短伸肌腱及其腱鞘;桡侧腕长、短伸肌腱及其腱鞘;拇长伸肌腱及其腱鞘;指伸肌与示指伸肌腱及其腱鞘;小指伸肌腱及其腱鞘;尺侧腕伸肌腱及其腱鞘。

(2)解剖学"鼻烟窝":俗称"鼻烟壶",中医称"阳溪穴",为位于手背外侧部的浅凹,在拇指充分外展并后伸时明显。其桡侧界为拇长展肌腱和拇短伸肌腱,尺侧界为拇长伸肌腱,近侧界为桡骨茎突,窝底为手舟骨和大多角骨。窝内有桡动脉通过,可扪及其搏动。手舟骨骨折时,"鼻烟窝"可肿胀消失,且有压痛。此处也是切开拇伸肌腱鞘和结扎桡动脉的合理途径。

三、手掌的局部解剖

手掌介于腕部与手指之间,手掌的中央部凹陷,即掌心,手掌的外侧部隆起称为大鱼际,内侧部的隆起叫做小鱼际。

（一）浅层结构

皮肤与浅筋膜：手掌皮肤厚而韧（鱼际表面稍薄），缺乏弹性，角化层较厚，含大量汗腺而无毛囊和皮脂腺。大鱼际和小鱼际处的浅筋膜较疏松，掌心部浅筋膜致密，并有纤维隔将皮肤与掌腱膜紧密相连，分隔皮下组织成无数小叶，浅血管、浅淋巴管和皮神经穿行于其间。因掌部皮肤不易滑动，故缺损时不易牵拉缝合，需植皮。

（二）深层结构

1. 深筋膜　分浅、深两层。

（1）浅层分三部分

1）大鱼际筋膜被覆于大鱼际肌表面。

2）小鱼际筋膜被覆于小鱼际肌表面。

3）掌腱膜是位于掌心部致密的腱性纤维膜，是前臂深筋膜向远侧的延续。其近侧端在屈肌支持带的浅面续于掌长肌腱，远侧端分成四束，分别至第2~5指，附着于各指的指纤维鞘和掌指关节的侧副韧带上。掌腱膜可协助屈指。外伤和炎症时，可引起掌腱膜挛缩，影响手指运动。

（2）深层：包括骨间掌侧筋膜和拇收肌筋膜，前者覆盖于各掌骨及骨间肌的前方，后者被覆于拇收肌表面。

2. 手肌　分为内侧、中间和外侧三群（表5-1）。

表5-1　手肌

肌群	名称	起点	止点	作用	神经支配
外侧群	拇短展肌	腕横韧带、舟骨结节	拇近节指骨底	外展拇指	正中神经
	拇短屈肌	腕横韧带、小多角骨	拇近节指骨底	屈拇掌指关节	
	拇指对掌肌	腕横韧带、大多角骨	第1掌骨桡侧缘	拇指对掌	
	拇收肌	头状骨、腕横韧带和第3掌骨	拇近节指骨底	拇指内收、屈曲	尺神经
中间群	蚓状肌	指深屈肌腱桡侧缘	第2~5指近节指骨背面及指背腱膜	屈掌指关节、伸指间关节	正中神经、尺神经
	骨间掌侧肌	第2、4、5掌骨	指背腱膜	第2、4、5指内收、屈掌指关节、伸指关节	尺神经
	骨间背侧肌	第1~5掌骨相对缘	第2~4指近节指骨底、指背腱膜	第2、4指外展、屈掌指关节、伸指关节	尺神经
内侧群	小指展肌	豌豆骨	小指近节指骨底	屈及外展小指	尺神经
	小指短屈肌	钩骨及腕横韧带	小指近节指骨底	屈小指关节	
	小指对掌肌	钩骨及腕横韧带	第5掌骨	小指对掌	

（1）外侧群（鱼际肌）：包括拇短展肌、拇短屈肌、拇指对掌肌和拇收肌。分两层排列：浅层为拇短展肌和拇短屈肌，展肌位于屈肌的桡侧；拇短展肌深面为拇指对掌肌，其内侧为拇收肌。

（2）中间群：位于掌心，包括蚓状肌和骨间肌。

（3）内侧群（小鱼际肌）：包括小指展肌、小指短屈肌和小指对掌肌。

3. 骨筋膜鞘　从掌腱膜内、外侧缘各发出一片结缔组织隔,分别叫做内侧肌间隔和外侧肌间隔,向深部插入分别附着于第1和第5掌骨。由内、外侧肌间隔将手掌分为三个筋膜鞘,即外侧鞘,内含手肌外侧群(除拇收肌外),拇长屈肌腱及腱鞘以及至拇指的血管和神经;中间鞘,内含指浅、深屈肌腱及腱鞘、蚓状肌及血管神经等;内侧鞘,内含手肌内侧群和至小指的血管和神经(图5-3)。

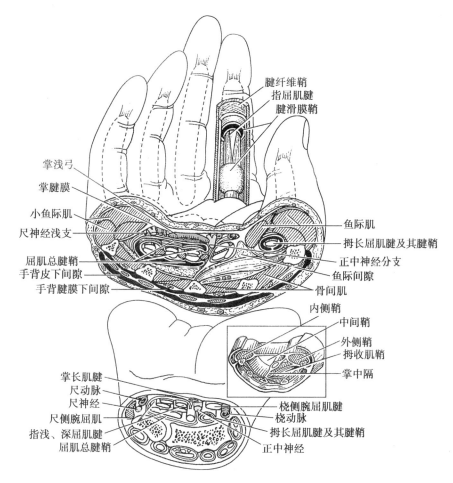

图 5-3　手部骨筋膜鞘及其内容

4. 血管　手的血液供应来自桡、尺动脉的分支,彼此吻合成掌浅弓和掌深弓。

(1) 掌浅弓及指掌侧血管：由尺动脉的终支和桡动脉的掌浅支吻合而成。自弓的凸缘发出1条小指尺掌侧动脉,分布于小指尺侧缘;3条指掌侧总动脉至指蹼间隙处,每条总动脉又分两条指掌侧固有动脉,分布于相邻两指相对缘皮肤。掌浅弓变异较大,掌浅支可很细,甚至缺如不形成弓(图5-4)。

(2) 掌深弓：由桡动脉的终支和尺动脉的掌深支吻合而成。有同名静脉与尺神经深支伴行,位于骨间掌侧肌与骨间掌侧筋膜之间。弓顶在掌浅弓近侧1~2cm处。弓的凸缘发出3条掌心动脉,下行至掌指关节处,分别与相应的指掌侧总动脉吻合(图5-4)。

5. 手掌的神经　分布于手掌的神经是正中神经、尺神经及其分支。

(1) 尺神经:行经尺侧腕管时,在豌豆骨外下方分为浅、深两支。

35

1) 尺神经浅支:在尺动脉内侧下行,发出分支至掌短肌,并在该肌深面分为两支:指掌侧固有神经分布于小指掌面的尺侧缘;指掌侧总神经至指蹼间隙处,又分两条指掌侧固有神经,分布于小指和环指相对缘皮肤。

2) 尺神经深支:与尺动脉掌深支伴行,穿经小鱼际肌起始部后,伴行于掌深弓,发出分支至小鱼际肌、第3、4蚓状肌、拇收肌和所有骨间肌。深支经豌豆骨与钩骨间的一段位置表浅,易受损伤而出现"爪形手"。

(2)正中神经:经腕管入手掌,行于掌浅弓与指浅屈肌腱之间。在屈肌支持带下缘桡侧发出一返支,支配除拇收肌外的鱼际各肌。在手掌区,正中神经发出三条指掌侧总神经,下行至掌指关节附近,每支分为2支指掌

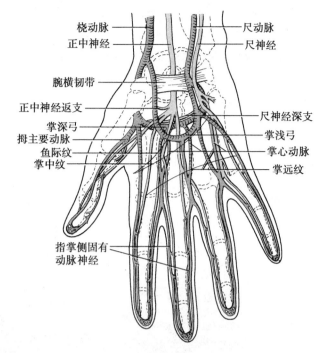

图 5-4　手部的血管神经投影

侧固有神经(其中桡侧的指掌侧总神经分为 3 支),分布于拇指桡侧缘和第 1~4 指相对缘及桡侧 3 个半指的中、远节指背皮肤。正中神经还发肌支支配第 1、2 蚓状肌。正中神经麻痹可破坏对掌运动,结果人手就会变成通常熟知的"猿手"。

返支的尺侧常有桡动脉的掌浅支伴行。此动脉是临床手术时识别正中神经返支的重要标志。返支位置表浅,易受损伤而使拇指丧失对掌功能。

6. 筋膜间隙　位于掌中间鞘的深部,内有疏松结缔组织。掌腱膜桡侧缘发出一掌中隔,包绕示指屈肌腱和第 1 蚓状肌后,附着于第 3 掌骨,将手掌筋膜间隙分隔为掌中间隙和鱼际间隙。

(1)鱼际间隙:前界为掌中隔前部、示指屈肌腱和第 1 蚓状肌;后界为拇收肌筋膜;内侧界为掌中隔;外侧界为掌外侧肌间隔。鱼际间隙向近侧是封闭的盲端,向远侧经第 1 蚓状肌的筋膜鞘通向示指背侧。手掌的刺伤、示指腱鞘炎和第 1~3 掌骨骨髓炎,可向鱼际间隙蔓延。

(2)掌中间隙:位于鱼际间隙的尺侧,其前界为第 3~5 指屈肌腱和第 2~4 蚓状肌;后界为掌中隔后部,第 3、4 掌骨及骨间肌表面的骨间掌侧筋膜;内侧界为掌内侧肌间隔;外侧界为掌中隔。此间隙向近侧经腕管可通前臂屈肌后间隙,向远侧可沿第 2~4 蚓状肌筋膜鞘,经第 2~4 指蹼间隙至指背。掌中间隙感染时可沿此径路向近侧和远侧蔓延。

四、手背的局部解剖

手背分腕背和掌背两部分。

(一)浅层结构

手背皮肤薄而柔软,有毛囊和皮脂腺。浅筋膜薄而松弛,使皮肤移动性大。

手背浅静脉非常丰富,相互吻合成手背静脉网,收集手背浅、深部的静脉血。

手背的浅淋巴管与浅静脉伴行。手掌两侧及手指掌侧的浅淋巴管多走向手背,参与构成手背淋巴管网,故当手指和手掌感染时,手背较手掌肿胀明显。

皮神经有桡神经浅支和尺神经手背支,两者除分别分布于手背桡、尺侧半皮肤外,还各发出5条指背神经,分别分布于桡、尺侧各两个半手指背侧皮肤(示、中指及环指桡侧半中、远节指骨背侧皮肤除外)。

(二)深层结构

分为浅、深两层。浅层称手背腱膜,是伸肌支持带的延续,并与伸肌肌腱结合,两侧分别附着于第2、5掌骨。深层覆盖在第2~5掌骨及第2~4骨间背侧肌表面,称为骨间背侧筋膜。在各掌骨的远、近端,深筋膜的浅、深两层相互结合。手背浅筋膜与深筋膜的浅、深层三者间形成2个筋膜间隙:手背浅筋膜与手背腱膜之间的间隙,称为手背皮下间隙;手背腱膜与骨间背侧筋膜之间的间隙,称为手背腱膜下间隙。两者间常有交通,感染可相互蔓延,使整个手背肿胀明显。

五、手指的局部解剖

手指借掌指关节与手掌相连,运动灵活。手指分掌侧和背侧。

(一)浅层结构

1. 皮肤 掌侧皮肤厚于背侧。指掌侧有三条横纹。指腹皮肤形式各异的指纹,可作为区别个体的可靠标志。指端背面有指甲,甲下的真皮为甲床,甲根部的表皮生发层是指甲的生长点,应防止其损伤。

2. 浅筋膜 掌侧筋膜内的疏松结缔组织积聚成小球状,有纤维隔介于其间,将皮肤连于指屈肌腱鞘。刺伤感染时,常导致腱鞘炎。

3. 指髓间隙 又称指髓,位于各指远节指骨远侧4/5段掌侧的骨膜与皮肤之间的一个密闭的间隙。其内有许多纤维隔连于远节指骨骨膜和指腹皮肤之间,将间隙内脂肪分成许多小叶,并有许多血管和神经行于其中。指端感染肿胀时,局部压力增高,压迫血管与神经末梢引起剧烈疼痛;也可使远节指骨滋养动脉受压,导致远节指骨远侧部坏死。此时,应及时行指端侧方切开引流术,但必须切断纤维隔引流才能通畅。

4. 血管和神经 每指均有两条指掌侧固有动脉和两条指背动脉,分别与同名神经伴行。浅静脉多位于指背。浅淋巴管与指腱鞘和指骨骨膜的淋巴管相交通,感染时可相互蔓延。

(二)深层结构

1. 指浅、深层屈肌腱 拇指有一条屈肌腱,其余各指均有浅、深两条肌腱,行于各指的指腱鞘内。在近节指骨处,指浅屈肌腱位于指深屈肌腱的掌侧,沿两侧包绕深腱,并向远侧分为两股,附着于中节指骨中部的两侧缘,形成腱裂孔。指深屈肌腱从腱裂孔穿出后,止于远节指骨底。浅腱可屈近侧指间关节,深腱可屈远、近侧指间关节(图5-5)。

2. 指腱鞘 是包绕指浅、深屈肌腱的鞘管,由两部分组成。

(1)腱纤维鞘:是手指深筋膜增厚的部分,附着于指骨及其关节囊的两侧,对肌腱起约束、支持和滑车作用,并增强肌的拉力。

(2)腱滑膜鞘:是包绕各指屈肌腱的双层滑膜所形成的囊管状鞘,分脏、壁两层。脏层包在肌腱的表面;壁层贴在腱纤维层的内面和骨面。此鞘的两端封闭,从骨面移行到肌腱外面的两层滑膜部分,称为腱系膜,或称腱纽。第2~4指的指滑膜鞘,从远节指骨底一直延伸到掌指关节的近侧。拇指和小指的指滑膜鞘分别与桡侧囊和尺侧囊相通。

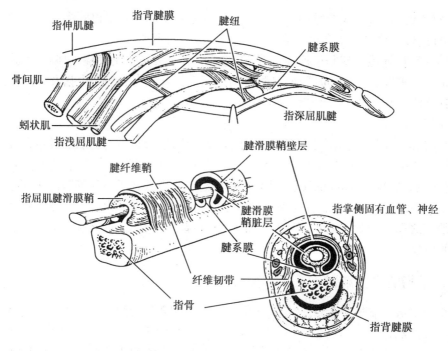

图 5-5 手指屈肌腱及腱鞘

第二节 腕、手部手术入路

一、腕背侧入路

腕背侧入路可良好的暴露经过腕背的伸肌腱、腕背关节面和中部掌骨。有纵向切口和"S"形切口,另有显露手舟骨的桡侧切口。

(一)纵向切口

1. 适应证 此入路适用于类风湿关节炎时的滑膜切除和伸肌腱修复、腕关节稳定性手术;腕关节融合术;桡骨远端的良性或恶性肿瘤切除;桡骨远端骨折及腕骨骨折脱位的开放复位内固定术。如腕掌关节背侧脱位、桡骨远端骨折和经舟骨月骨周围脱位等;近排腕骨切除术。

2. 手术入路

(1) 仰卧位:患肢置于上肢手术台上,并上充气止血带(图5-6)。

(2) 在桡骨和尺骨茎突间的腕背正中做8cm的纵切口,切口起自腕关节近侧3cm,止于腕关节远侧5cm,必要时可延长(图5-7)。

(3) 浅层分离:沿皮肤切口切开皮下组织,暴露伸肌支持带(腕背侧韧

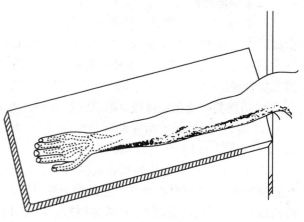

图 5-6 腕背侧入路体位

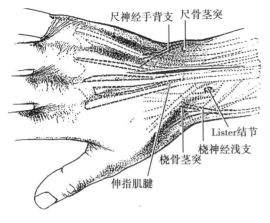

图 5-7　腕背侧皮肤切口

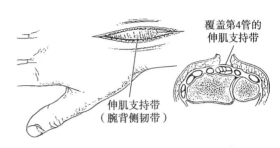

图 5-8　腕背侧入路浅层分离

带),它覆盖在腕背面 6 条伸肌腱表面(图 5-8)。

(4) 深层分离:深层分离的方向取决于手术种类。

滑膜切除术时,切开位于第 2 骨纤维管内桡侧腕长、短伸肌腱表面的伸肌支持带,它在 lister 结节的桡侧。向尺侧再做锐性分离,依次切断纤维隔,掀起伸肌支持带,打开尺侧 4 个骨纤维管,显露第 3~6 管内伸肌腱(图 5-9)。伸肌支持带需保留,术毕将其缝合,防止骨骼与肌腱摩擦。

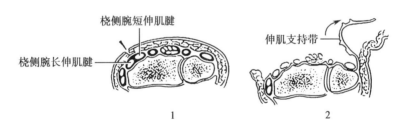

图 5-9　腕背侧深部分离
1. 切开第 2 管纤维鞘;2. 从桡侧至尺侧依次掀开伸肌支持带

全腕暴露时切开位于第 4 管的指伸肌腱和示指伸肌腱表面的伸肌支持带(图 5-10),将肌腱向桡侧或尺侧牵开,即可暴露出桡骨及腕关节囊(图 5-11)。

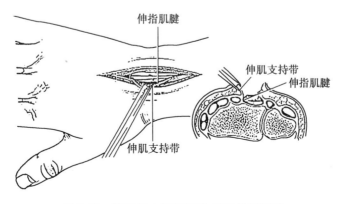

图 5-10　切开第 4 管纤维鞘,显露伸指肌腱

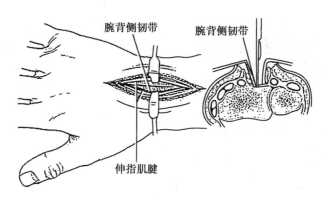

图 5-11　牵开伸指肌腱,切开背侧支持带

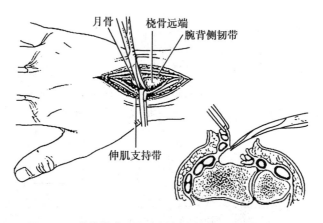

图 5-12　从桡骨背侧依次掀起支持带,显露桡骨背侧

在桡骨背侧及腕骨背侧纵行切开桡腕关节囊,继续在关节囊下向桡骨的桡侧和尺侧做锐性分离,暴露出整个桡骨远端和腕骨(图 5-12)。

将桡侧腕长、短伸肌腱牵向桡侧,即可充分显露腕骨。

 知识链接

危 险 部 位

1. 神经　桡神经浅支。切断皮神经会引起痛性神经瘤,但其导致的感觉缺失常不明显。

2. 血管　桡动脉在腕关节前侧方经过,在腕关节平面保持做骨膜下剥离,桡动脉很难受到损伤。

手术扩大显露

切口向近侧延长,可见斜跨手术野的拇长展肌和拇短伸肌腱,将其牵开即可显露桡骨远侧一半的背面。向远侧延长切口可显露掌骨全长。

(二)"S"形切口

1. 适应证　此切口适用于舟骨、月骨切除术;腕关节融合术;腕背侧肌腱损伤探查修复术;腕关节结核病灶清除术。

2. 手术入路

(1) 仰卧位:患肢置于上肢手术台上,并上充气止血带。

(2) 切口:见图 5-13。

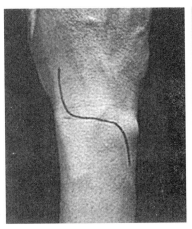
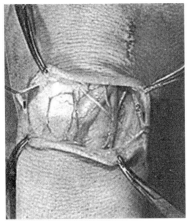

1
起于第二掌骨底,斜向跨过腕背侧横纹,并沿尺骨茎突外侧向近端延长,约8cm

2
向远近端游离皮瓣,显露出头静脉、贵要静脉起始、桡神经浅支1和尺神经手背支2

图 5-13 腕背侧"S"形切口
1. 皮肤切口;2.游离皮瓣显露浅静脉和桡神经浅支

　　起于第二掌骨底,斜向跨过腕背侧横纹,并沿尺骨茎突外侧向近端延长,约8cm。

　　(3) 浅层分离:沿皮肤切口切开皮下组织,显露出头静脉、贵要静脉起始、桡神经浅支和尺神经背支。将神经和静脉牵开,显露出背侧伸肌支持带(图5-14),切开伸肌支持带显露其下的伸肌腱(图5-15)。

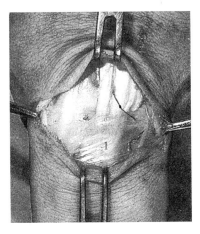
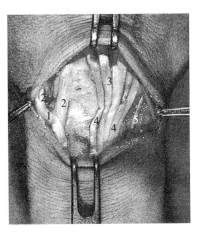

图 5-14 牵开神经和静脉,显露伸肌支持带

图 5-15 切开伸肌支持带显露其下的伸肌腱

　　(4) 深层分离:将伸肌腱牵开,显露出腕关节背侧关节囊(图5-16),纵行切开关节囊,并牵开,显露出腕骨(图5-17)。

ः

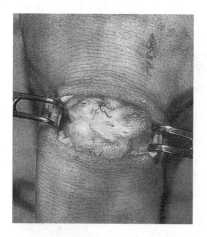

图 5-16　牵开伸指肌，显露出腕关节背侧关节囊

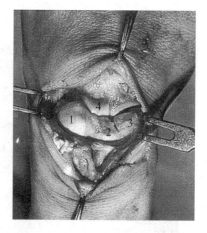

图 5-17　切开关节囊，牵开，显露出腕骨

知识链接

危　险　部　位

1. 神经　桡神经浅支和尺神经手背支。切断皮神经会引起痛性神经瘤，但其导致的感觉缺失常不明显。

2. 血管　头静脉和贵要静脉。

手术扩大显露

切口向近侧延长，可见斜跨手术野的拇长展肌和拇短伸肌腱，将其牵开即可暴露桡骨远侧一半的背面。向远侧延长切口可暴露掌骨全长。

(三) 桡侧入路

该入路可对于手舟骨近侧显露较好，但对手舟骨的血运和神经保护欠佳。

1. 适应证　此入路适用于手舟骨骨不连时的植骨术；手舟骨骨不连的近骨折片切除术；桡骨茎突切除，或同时做上述两种手术。

2. 手术入路

(1) 仰卧位：患肢置于上肢手术台上，前臂旋前，上充气止血带。

(2) 切口：见图 5-18。

做一微弯或 S 形切口，其中心位于"鼻烟窝"，上从第 1 掌骨底开始，至"鼻烟窝"上 3cm 处。

(3) 浅层分离：找到靠背侧的拇长伸

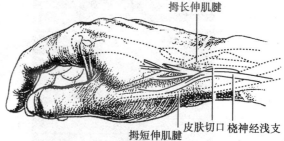

图 5-18　腕背桡侧入路切口

肌腱和位于靠掌侧的拇短伸肌腱。两者通过牵拉肌腱并观察拇指动作，即可确认(图 5-19)。切开两肌腱间的筋膜，勿伤及拇长伸肌腱浅面的桡神经浅支。该神经在此平面常分成两支或更多支，在拇长、短伸肌腱浅面越过。分开拇长、短伸肌腱，将拇长伸肌腱牵向背内侧，拇短伸肌腱牵向掌外侧可见桡动脉腕背支穿越切口内侧缘。找到桡侧腕长伸肌腱，将其与拇长伸肌腱一并牵向背尺侧，显露腕关节的桡背面(图 5-20)。

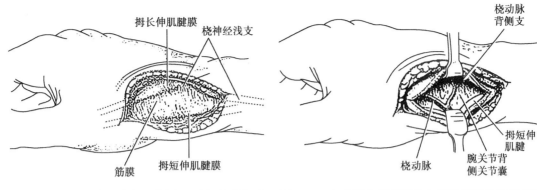

图 5-19 牵拉桡神经浅支至背侧,寻找拇长伸肌腱和拇短伸肌腱

图 5-20 向背侧和掌侧牵拉分别牵开拇长伸肌腱和拇短伸肌腱,保护桡动脉分支,显露腕关节背侧

(4) 深层分离:纵行切开腕关节囊,分别向掌、背侧牵开,显露桡骨远端和舟骨近侧端之间的关节面(图 5-21)。桡动脉与关节囊一并牵向掌、桡侧。使腕关节尺偏,从舟骨上分离关节囊,直至完全显露(图 5-22)。

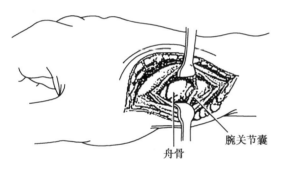

图 5-21 纵行切开腕关节囊,分别向掌、背侧牵开,显露舟骨

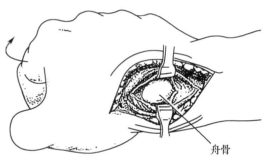

图 5-22 尺偏腕关节暴露手舟骨近侧

 知识链接

危 险 部 位

1. 神经:最危险是桡神经浅支的损伤,因为它直接位于拇长伸肌腱浅面,当游离该肌腱时可能会被切断。一旦损伤会引起痛性神经瘤和手背的感觉减退。

2. 血管:必须找到桡动脉,暴露手舟骨时要向外侧牵开它。做手舟骨的背外侧入路会损伤从桡动脉发出而进入手舟骨的血管,导致手舟骨骨折的近骨折片发生缺血性坏死。

二、腕关节掌侧入路

腕关节掌侧正中入路可以很好地显示位于腕掌侧的屈肌腱、神经、动脉、腕骨和桡骨远端。有腕管入路、尺侧入路和桡侧入路。

(一)腕管入路

1. 适应证 此入路适用于正中神经减压术;腕部屈肌腱腱鞘囊肿切除术;腕管内肿瘤

切除术;腕管内肌腱、神经断裂的修复;掌中间隙化脓性感染的引流;桡骨远端及腕骨某些骨折和脱位的切开复位内固定术。

2. 手术入路

(1) 仰卧位:患肢置于上肢手术台上,前臂旋后,掌心向上,上充气止血带(图5-23)。

(2) 切口:沿鱼际纹尺侧做切口(图5-24),起自手掌的近侧1/3附近,向近侧弯曲,呈弧形延向前臂尺侧,使切口不与腕横纹垂直。注意切口要避开鱼际纹,以免影响切口愈合,防止腕关节挛缩,同时弯曲的角度不要成为锐角,以防止皮肤坏死。

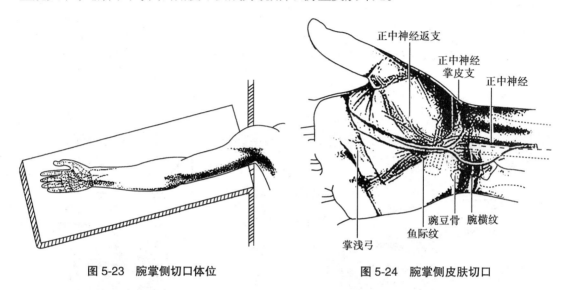

图 5-23　腕掌侧切口体位　　　　　　　图 5-24　腕掌侧皮肤切口

(3) 浅层分离:切开皮肤和皮下组织(图5-25),注意变异的正中神经掌支。切开脂肪层后,可见掌腱膜,沿皮肤切口将其切开,牵开皮肤,暴露掌腱膜在屈肌支持带的附着处。将掌长肌腱牵向尺侧,找到在掌长肌腱和桡侧腕屈肌腱之间的正中神经(图5-26)。

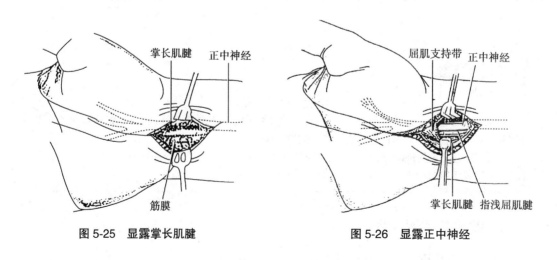

图 5-25　显露掌长肌腱　　　　　　　　图 5-26　显露正中神经

将小金属压板伸入腕管内,置于屈肌支持带(腕横韧带)和正中神经之间,然后在正中神经的尺侧切开屈肌支持带(图5-27)。

(4) 深层分离:看清正中神经返支(图5-28),一般情况下,很少需要显露腕关节的掌侧面,

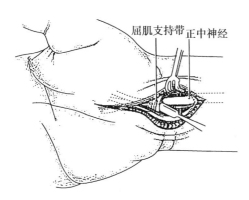

图 5-27　插入金属板保护正中神经

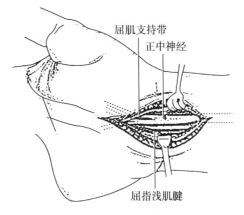

图 5-28　显露正中神经返支

若需显露则可向桡侧牵开正中神经,并将屈肌腱拉离腕管(图 5-29)。纵向切开腕管后壁,显露腕骨的掌侧面。向近侧延长,可达腕关节和桡骨远端的掌侧面(图 5-24)。

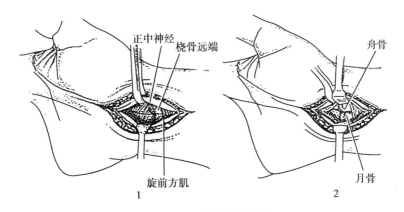

图 5-29　显露腕骨掌侧面
1. 牵开正中神经,并将屈肌腱拉离腕管;2. 切开关节囊,显露腕骨

 知识链接

危 险 部 位

1. 神经　正中神经掌皮支,最大的危险是皮肤切口不向前臂尺侧弯曲。正中神经返支在解剖上有不同的变异,在正中神经的尺侧切开腕管,可将危险性减少到最低限度。

2. 血管　掌浅弓位于相当于掌中横纹平面,如盲目地向远侧过度切开,此弓可能会受到损伤。如果在直视下正确切开屈肌支持带,则无此危险。

手术扩大显露

1. 近侧延伸　将切口向近侧延长至前臂前侧中部(图 5-30)。切开掌长肌和桡侧腕屈

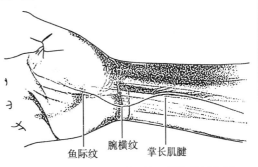

图 5-30　切口向近侧延长至前臂前侧中部

肌之间的深筋膜,分别将桡侧腕屈肌和掌长肌牵向桡侧和尺侧,显露前臂远侧 2/3 的指浅屈肌肌腹(图 5-31)。正中神经通过深筋膜附着于指浅屈肌的深面。因此牵开指浅屈肌,正中神经也一并被牵开(图 5-32)。

2. 远侧延伸 向掌侧做与任何一个手指相连的"Z"字形延长切口,即可完全显露其掌侧结构,注意"Z"字延长切口的转角均不能为锐角,以防止皮肤坏死。

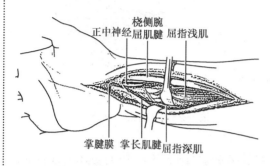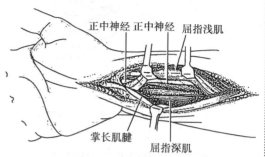

图 5-31 切开深筋膜,分别牵开桡侧腕屈肌和掌长肌,显露指浅屈肌肌腹

图 5-32 牵开指浅屈肌和正中神经

(二) 尺侧入路

1. 适应证 该入路探查尺神经,主要用于腕尺管内尺神经嵌压时的减压;也常用于尺神经外伤时的探查,向近侧延长可显露整个前臂部的尺神经。

2. 手术入路

(1) 仰卧位:患肢置上肢手术台上,前臂旋后,手掌向上,上充气止血带。

(2) 切口:在小鱼际肌桡侧缘做弧形切口(图 5-33),长 5~6cm,约呈 60° 斜跨腕关节达前臂远侧掌面。

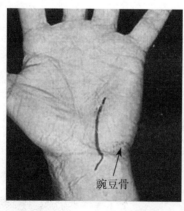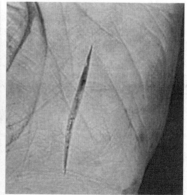

图 5-33 尺侧入路切口

(3) 浅层分离:沿皮肤切口切开,在其切口近侧找到尺侧腕屈肌(图 5-34)。

(4) 深层分离:切开其表面的筋膜,将肌腱和肌肉向尺侧牵开,暴露尺神经和尺动脉(图 5-35)。

沿尺神经和尺动脉向远侧分离,切开覆盖其表面的纤维组织。

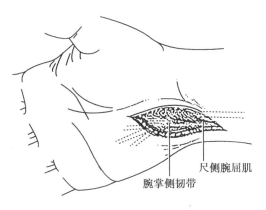

图 5-34　切开软组织,找到尺侧腕屈肌

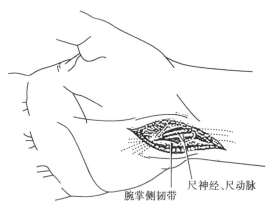

图 5-35　牵开肌腱,显露尺神经和尺动脉

知识链接

危 险 部 位

1. 浅层分离中,为能牵开尺侧腕屈肌而在其桡侧切开筋膜时,易伤及尺神经。

2. 深层分离中,切开腕掌侧韧带时,易损伤尺神经。

手术扩大显露

近侧延长(图 5-36)。向近侧做纵向延长切口,达前臂掌侧中部,与皮肤切口一致切开深筋膜,在尺侧腕屈肌的桡侧和指浅屈肌间进入,向尺侧牵开尺侧腕屈肌,即可显露尺神经(图 5-37)。这一切口可显露直至肘关节平面的尺神经。

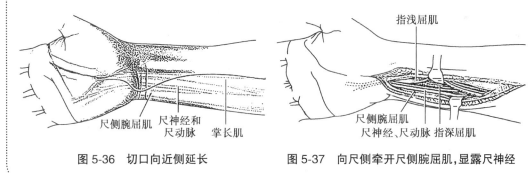

图 5-36　切口向近侧延长　　　　　　　　图 5-37　向尺侧牵开尺侧腕屈肌,显露尺神经

(三) 桡侧入路

该入路相较于背侧入路,对舟骨血运和神经保护好,但对舟骨近端的显露有所不足。

1. **适应证**　此入路适用于舟骨骨不连的植骨术、舟骨骨折、桡骨茎突切除,或同时做以上两项手术。

2. **手术入路**

(1) 仰卧位:患肢置上肢手术台上,前臂旋后,手掌向上,上充气止血带。

(2) 切口:做一直线或弧形切口,约长 2~3cm。切口起自舟骨结节,沿桡侧腕屈肌腱与桡动脉之间向近侧延长(图 5-38)。

(3) 浅层分离:沿皮肤切口切开深筋膜,在切口桡侧找到桡动脉,将后者与皮肤一起牵向桡侧(图 5 39)。找到桡侧腕屈肌腱,并将它和正中神经一起牵向尺侧,即可显露腕关节

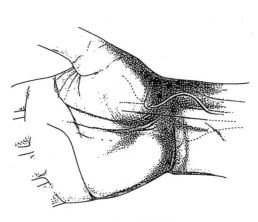

图 5-38　皮肤切口

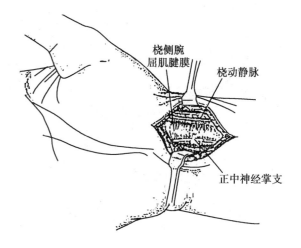

图 5-39　找到桡动脉,将其牵向桡侧

桡侧掌面(图 5-40)。

(4) 深层分离:切开手舟骨上的腕关节囊,显露出远侧 2/3 部分。强力背伸腕关节可显露手舟骨的近 1/3 部(图 5-41)。

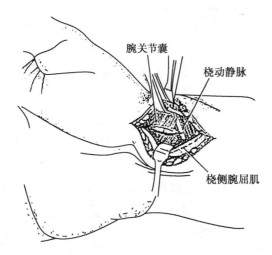

图 5-40　将桡侧腕屈肌和正中神经一起牵开,显露腕关节桡侧掌面

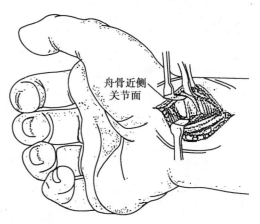

图 5-41　切开手舟骨上的腕关节囊,显露它的远侧 2/3 部分

 知识链接

危 险 部 位

桡动脉位于切口的桡侧,在分离过程中尽早找到它并加以保护。

手术扩大显露

此切口可向近侧做有限范围的扩大,显露桡骨远端。

三、屈指肌腱掌侧入路

可显露腱鞘内的屈指肌腱,也可充分显露手指两侧的血管神经束,但对于指骨的显露不够充分。

(一)适应证

此入路适用于指浅屈肌腱、指深屈肌腱的暴露和修复;指神经血管束的显露和修复;指屈肌腱化脓性腱鞘炎的引流;指屈肌腱鞘内肿瘤切除;掌腱膜挛缩症时的掌腱膜切除术。

(二)手术入路

1. 仰卧位 患肢外展置于上肢手术台上,上充气止血带。

2. 切口 一般是"Z"字形切口(图 5-42),切口的夹角约呈 90°(或与皮肤横纹呈 45° 角)。夹角如小于 90°,则有引起皮瓣角坏死的可能。皮瓣角的尖端不能过于靠近手指背侧。设计切口时需要将原有外伤设计在内,避免纵向切开手指横纹,以防止术后挛缩(图 5-43)。

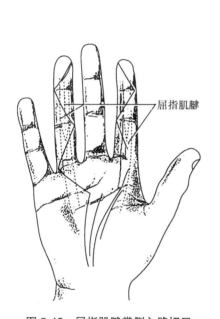

图 5-42 屈指肌腱掌侧入路切口

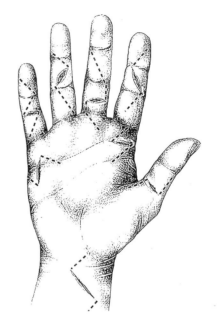

图 5-43 外伤时的入路

3. 浅层分离 用皮肤拉钩,拉起皮瓣角,形成皮瓣时要包括皮下脂肪,在到达腱鞘前,不要广泛游离皮瓣,以减少皮瓣坏死的危险(图 5-44)。

4. 深层分离 沿中线纵行切开皮下组织和腱鞘,显露肌腱,在屈指肌腱鞘侧方,指血管神经束在掌侧皮瓣内(图 5-45)。切开腱鞘会导致鞘管内粘连,术后丧失手指功能,因此操作时需要轻柔,尽量减少切开的范围。

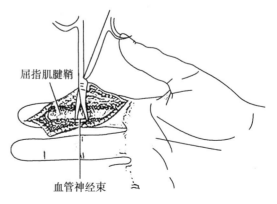

图 5-44 牵开皮瓣,注意不要太靠近侧方,防止损伤血管神经束

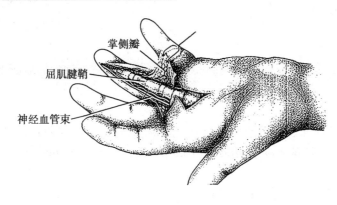

図 5-45　显露肌腱和血管神经束

 知识链接

危 险 部 位

1. 如果将皮瓣向指背侧游离过多，会损伤指血管神经束。

2. 不要将皮瓣做成锐性尖角，同时皮瓣要有足够厚度，以防坏死。

手术扩大显露

向近侧扩大切口。可向近侧延长至手掌，甚至可与鱼际纹平行的切口相连接，达腕关节掌侧和前臂前面。关键是皮肤切口不要与皮肤屈侧横纹成 90° 直角，防止屈曲挛缩。

由于屈指肌腱损伤后常常有明显的回缩，因此常在手掌做辅助切口，一般沿着掌纹方向(图 5-46)。

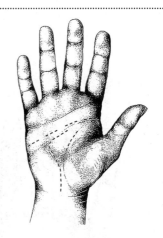

图 5-46　手掌的辅助切口

 知识链接

为了更好的显露指骨，可以选择屈指肌腱的侧正中入路。切口选择位于手指远近横纹稍靠背侧的位置，在分离时注意不要切开关节囊，不能过于向掌侧分离，以防止损伤指神经掌侧支。

复习思考题

一、名词解释

1. 解剖学"鼻烟壶"

2. 掌腱膜

3. 掌深弓

4. 指髓间隙

二、问答题

1. 试述腕管的构成及其通过的结构。

2. 试述掌中间隙的位置、境界及交通。

3. 腕背侧切口有几种，分别有什么优点？

4. 腕掌侧切口有几种？哪种切口最适合显露腕管内容物？

5. 屈指肌腱掌侧切口选择时的注意事项有哪些？

第六章 髋部手术入路

 学习要点

髋部基本结构;髋关节后外侧入路途径;髋关节外侧入路途径;髋关节前外侧入路途径

第一节 髋部基本结构

一、髋关节

(一)髋关节的构成

髋关节由髋臼及股骨头构成。

1. 髋臼 由耻骨、坐骨、髂骨共同形成的杯状陷凹,其直径约3.5cm,朝向外下稍偏前方。髋臼底的周边有一马蹄形的骨面,称月状面,覆盖软骨。髋臼的中心部无软骨覆盖,为一粗糙骨面,骨质较薄,称髋臼窝,此即股骨头韧带的起始部。髋臼边缘的骨质隆起,臼窝较深,在其下方有一宽且深的缺口,称髋臼切迹,切迹上有髋臼横韧带,之间围成一小孔,称髋臼孔。有髋臼血管通过。髋臼边缘围有一圈坚韧的软骨,称髋臼唇。行髋关节脱位切开复位时,不要切除髋臼唇及韧带,并注意避免损伤髋臼血管。

2. 股骨头 呈半球形,其顶部略后方有股骨头凹,为股骨头韧带附着处。其余均有软骨覆盖。

3. 关节囊 关节囊坚韧致密,向上附着于髋臼边缘及横韧带,向下附着于股骨颈,前面达转子间线,后面附于股骨颈中、外1/3交界处。故股骨颈的前面和后面内侧部在关节囊内,而后外侧的一部分则位于关节囊外。故股骨颈骨折有囊内、囊外骨折之分。

4. 韧带 髋关节有囊外韧带和囊内韧带加强。

(1)囊外韧带

1)髂股韧带:最为强健,起自髂前下棘,呈"人"字形,向下经囊的前方止于转子间线。可限制大腿过伸,对维持身体直立有很大作用。

2)耻骨韧带:贴于关节囊前内侧,由耻骨上支向外下于关节囊前下壁与髂股韧带的深部融合。

3)坐股韧带:加强关节囊的后部,起自坐骨体,斜向外上与关节囊融合,附着于大转子根部(图6-1)。

(2)囊内韧带:股骨头韧带,起自髋臼切迹及横韧带,止于股骨头凹,内含营养股骨头的血管。

由于关节囊后下部相对较薄弱,脱位时,股骨头易向后方脱出。

51

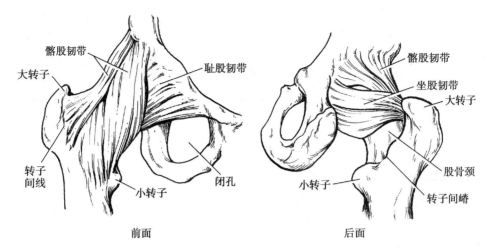

图 6-1 髋关节

（二）髋关节的血液供应与神经支配

髋关节周围有髂内、外动脉及股动脉等的分支分布，组成吻合丰富的动脉网（图 6-2）。动脉网可分为盆内和盆外两部分，内外之间又互相吻合。

盆外部分主要有"臀部十字吻合"，位于臀大肌深面，股方肌与大转子附近。十字吻合分别由两侧的旋股内、外侧动脉，上部的臀上、下动脉和下部的股深动脉第 1 穿动脉等形成。旋股内、外侧动脉起于股深动脉。旋股外侧动脉绕股骨颈前方，旋股内侧动脉绕股骨颈后方，两者分别往大转子方向走行，于大转子处与臀上、下动脉形成动脉环，再由动脉环发出许多分支，经股骨颈基底部穿入髋关节囊，进入股骨颈，供给股骨颈及头的部分血液。由闭孔动脉发出的髋臼支经髋臼孔进入髋臼后，再分出两支，一支入髋臼，一支经股骨头韧带进入股骨头。在切开关节囊进行髋关节手术时，切不可

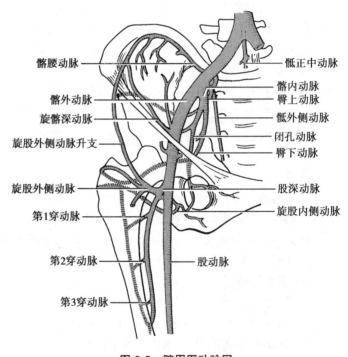

图 6-2 髋周围动脉网

过多地剥离附着于股骨颈上的关节囊，以免影响股骨头的血供。此外，盆腔内脏器两侧之间的动脉吻合也较丰富，故结扎一侧髂内动脉时，可借髋周围动脉网建立侧支循环，以代偿结扎动脉分布区的血液供应。

髋关节由坐骨神经的股方肌支、臀上神经、股神经、闭孔神经的分支支配，后两神经还有

分支至膝关节,故髋部病变常有膝部反射性痛。

二、髋肌

髋肌又叫盆带肌,主要起自骨盆的内面和外面,跨过髋关节,止于股骨上,主要运动髋关节。按其所在的部位和作用,可分为前、后两群。

(一) 前群

前群有 3 块肌(表 6-1)。

表 6-1 髋肌

名称	起点	止点	作用	神经支配
臀大肌	髂骨翼外面、骶骨背面、骶结节韧带	臀肌粗隆及髂胫束	后伸、外旋髋关节	臀下神经及坐骨神经分支
阔筋膜张肌	髂前上棘、髂嵴的一部分	经髂胫束至胫骨外侧髁	紧张阔筋膜并屈和外展髋关节	臀上神经
臀中肌	髂骨翼外面	股骨大转子	前部肌束内旋髋关节、后部肌束外旋髋关节	臀上神经
梨状肌	第2~4骶椎的骶前孔外侧	股骨大转子	外展、外旋髋关节	梨状肌神经
上孖肌	坐骨小切迹附近	股骨转子窝	外旋髋关节	骶丛分支
闭孔内肌(腱)	闭孔内膜内面及其周围骨面	股骨转子窝	外旋髋关节	闭孔内肌神经
下孖肌	坐骨小切迹附近	股骨转子窝	外旋髋关节	骶丛分支
股方肌	坐骨结节	转子间嵴	外旋髋关节	骶丛分支
臀小肌	髂骨翼外面	股骨大转子前缘	与臀中肌同	臀上神经
闭孔外肌	闭孔膜外面及其周围骨面	股骨转子窝	外旋髋关节	闭孔神经及骶丛分支
髂肌(髂肌)	髂窝	股骨小转子	前屈及外旋髋关节	腰丛分支
腰肌(腰大肌)	腰椎体侧面和横突	股骨小转子	前屈及外旋髋关节	腰丛分支

1. 髂腰肌 由腰大肌和髂肌组成。腰大肌起自腰椎体侧面和横突。髂肌位于腰大肌的外侧,起自髂窝。两肌向下会合,经腹股沟韧带深面,止于股骨小转子。髂腰肌与髋关节囊之间有一很大的滑膜囊,常与髋关节囊相通,故髋关节囊感染时其脓液可流入此囊。

2. 阔筋膜张肌 位于大腿前外侧,起自髂前上棘,肌腹在阔筋膜两层之间,向下移行于髂胫束,止于胫骨外侧髁。

3. 腰小肌 出现率50%,起自第12腰椎,贴腰大肌前面下行,止于髂耻隆起。

(二) 后群

后群肌主要位于臀部,故又称臀肌(表 6-1)。

三、臀部

臀部上界为髂嵴,下界为臀沟,内侧界为骶、尾骨外侧缘,外侧界为髂前上棘至大转子间的连线。

（一）浅层结构

臀部皮肤较厚，富含皮脂腺和汗腺。浅筋膜发达，内有大量的脂肪和纤维，尤以女性为甚。在坐骨结节的浅面，形成较致密的"脂肪垫"，以缓冲坐位时的压力。

浅筋膜内有皮神经、浅静脉和淋巴管等。

浅筋膜中有臀上皮神经、臀下皮神经、臀内侧皮神经。臀上皮神经分布范围较广，由第1~3腰神经后支的外侧支组成。在第3、4腰椎棘突平面穿出竖脊肌外缘，行于竖脊肌与髂嵴交点处的骨纤维管内至臀部皮下。臀上皮神经一般有3支，以中支最长，有时可达臀沟。臀下皮神经发自股后皮神经，绕臀大肌下缘至臀下部皮肤。臀内侧皮神经为第1~3骶神经后支，较细小，在髂后上棘至尾骨尖连线的中段穿出，分布于骶骨表面和臀内侧皮肤。此外，臀部外上方还有髂腹下神经的外侧皮支分布。

（二）深层结构

1. 深筋膜　又称臀筋膜，上方愈着于髂嵴骨膜，在臀大肌上缘分两层包绕该肌，并向臀大肌肌束间发出许多纤维小隔分隔肌束，故筋膜与肌层难以分离。下与大腿深筋膜相接续。内侧愈着于骶骨背面骨膜，外侧与阔筋膜张肌和臀大肌浅层的腱膜纤维合并，向下移行为髂胫束。臀筋膜损伤是腰腿痛的病因之一。

2. 肌层　由浅入深可分为三层。浅层为臀大肌和阔筋膜张肌。臀大肌略呈方形，可维持人体直立和后伸髋关节。在臀大肌和坐骨结节间有臀大肌坐骨囊，臀大肌外下方的腱膜与大转子间还有臀大肌转子囊。两囊均为滑膜囊，可减少肌与骨面之间的摩擦，有时因慢性损伤或感染而发炎。

中层自上而下为臀中肌、梨状肌、上孖肌、闭孔内肌腱、下孖肌和股方肌。梨状肌下缘的体表标志线为自尾骨尖至髂后上棘联线的中点与大转子顶部的连线。

深层有臀小肌和闭孔外肌。

在臀肌之间，由于血管神经的穿行或疏松结缔组织的填充，形成许多间隙。这些间隙之间沿血管神经互相连通，形成感染蔓延的通道。其中臀大肌深面的间隙较广泛，可沿梨状肌上、下孔通盆腔，借坐骨小孔通坐骨直肠窝，沿坐骨神经到达大腿后面。

3. 梨状肌上、下孔及其穿行的结构　梨状肌起始于第2~4骶前孔的外侧，向外穿过坐骨大孔出盆腔，止于股骨大转子。与坐骨大孔的上、下缘之间各有一间隙，分别称为梨状肌上孔和梨状肌下孔。均有重要的血管和神经穿过。

（1）梨状肌上孔：穿经该孔的结构，自外向内依次为臀上神经、臀上动脉和臀上静脉。臀上神经至臀中、小肌之间，分上、下两支支配臀中、小肌和阔筋膜张肌后部；臀上动脉分浅、深两支，浅支主要营养臀大肌，深支营养臀中、小肌及髋关节。臀上静脉与动脉伴行（图 6-3）。

臀上动、静脉与神经的体表投影：髂后上棘与股骨大转子尖连线的中、内 1/3 交点为它们经梨状肌上孔出入盆腔的投影点。

（2）梨状肌下孔：穿经此孔的结构，自外向内依次为坐骨神经、股后皮神经、臀下神经，臀下动、静脉，阴部内动、静脉和阴部神经（图 6-3）。

坐骨神经为全身最粗大的神经，由骶丛分出，经梨状肌下孔出盆，经大转子与坐骨结节之间中点稍内侧处下降入股后区，临床上常以此处作为坐骨神经压痛点的检查部位。术中需显露时，可在大转子和坐骨结节之间连线的中点处，即臀大肌下缘顺股二头肌的肌间

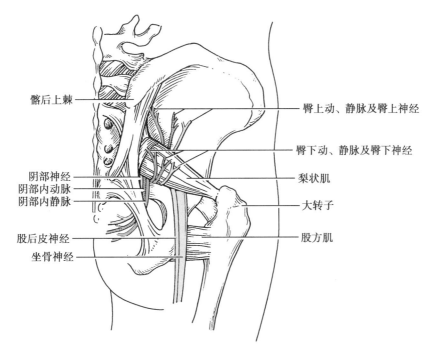

图 6-3 臀部的血管神经

隙寻找。

臀下动脉主要供应臀大肌,并与臀上动脉吻合,还发出分支供应髋关节。阴部内动脉自梨状肌下孔出后,即越过骶棘韧带经坐骨小孔穿入坐骨直肠窝,供应会阴部结构。臀下静脉与动脉伴行。

股后皮神经伴随坐骨神经下行至股后部皮肤,并发分支至臀下部皮肤。阴部神经伴阴部内动、静脉进入坐骨直肠窝,分布于会阴部。

臀下动、静脉与神经的体表投影:髂后上棘与坐骨结节连线的中点为它们出入盆腔的投影点。

(3) 坐骨神经与梨状肌的关系:坐骨神经出盆腔时与梨状肌的位置关系常有变异。

常见型为以一总干出梨状肌下孔者,约占 66.3%;其变异以坐骨神经在盆内分为胫神经和腓总神经,前者出梨状肌下孔,后者穿梨状肌肌腹者多见,约占 27.3%;其他变异型约占 6.4%。因为坐骨神经与梨状肌关系十分密切,当梨状肌损伤、出血肿胀时,易压迫坐骨神经引起腰腿痛,称之为梨状肌损综合征(图 6-4)。

 知识链接

梨状肌损综合征:由梨状肌损伤引起,以骶髂关节区疼痛,坐骨切迹和梨状肌痛较重,放射到大腿后外侧,引起行走困难、跛行为主要表现的综合征。多由于大腿内旋、下蹲、突然站立,或腰部前屈伸直时,一旦发生旋转,使梨状肌受到过度牵拉而致。疼痛是本病的主要表现,以臀部为主,并可向下肢放射,严重时不能行走或行走一段距离后疼痛剧烈,需休息片刻后才能继续行走。非手术疗法治疗梨状肌综合征:包括手法、局部封闭、肌注、理疗、中草药、针灸等。

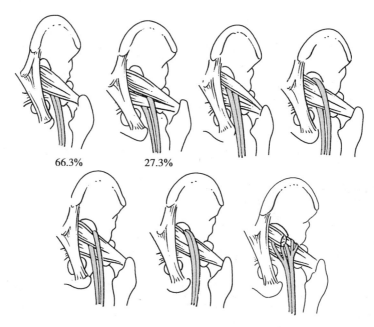

图 6-4　坐骨神经与梨状肌的关系

66.3%　　27.3%

（4）坐骨小孔及穿行结构：坐骨小孔由骶棘韧带、坐骨小切迹与骶结节韧带共同围成，其间通过的结构由外侧向内侧依次为：阴部内动、静脉和阴部神经。这些结构绕过坐骨棘和骶棘韧带，经坐骨小孔进入坐骨直肠窝，分布于会阴部的结构。

第二节　髋部手术入路

一、髋关节后外侧入路

（一）适应证

此入路又称 Gibson 入路，为进入髋关节最佳途径，最常用于人工髋关节置换术、梨状肌综合征坐骨神经受压时梨状肌松解术、髋臼成形术、髋臼后上沿骨折切开复位内固定术以及髋关节后脱位合并髋臼骨折切开复位术。

（二）手术入路

1. 侧卧位，患髋在上。切口自髂后上棘与股骨大转子顶点连线的中外 1/3 处起弧形向外下，经大转子顶点后再沿股骨干后外侧向下延伸（图 6-5）。

2. 切开皮肤、皮下组织，牵开皮瓣，显露后方的臀大肌及其筋膜，切口近端前方的臀中肌及其筋膜，以及前方的阔筋膜张肌及阔筋膜（图 6-6）。

3. 切开臀大肌筋膜，向下切开阔筋膜，顺臀大肌纤维走向进行钝性分离，向两侧牵开臀大肌纤维。注意坐骨神经位于切口的内后侧，牵开的臀大肌深部，用手指伸入触摸为条索状硬物，周围包裹脂肪组织即可辨认，牵拉时注意保护，勿用力过大导致损伤。

4. 暴露上方的臀中肌、下方的股外侧肌后沿和股骨大转子，转子间窝和外旋肌群。在臀大肌与大转子之间可见薄薄的转子间滑囊（图 6-7）。

5. 切开转子间滑囊，可见外旋肌群，自上至下分别为梨状肌、上孖肌、闭孔内肌、下孖肌、股方肌。其中梨状肌因有一条独立的肌腱最容易发现,其他四块肌肉不容易独立区分出来,最下方宽大的为股方肌(图6-8)。

6. 内旋髋关节使外旋肌群充分暴露外旋肌群,将其在大转子附点切断即可显露深部的髋关节囊(图6-9)。

7. 打开关节囊,即可显露股骨头、髋臼以及盂唇(图6-10)。

二、髋关节外侧入路

(一) 适应证

此入路又称直接外侧入路,用于人工髋关节置换术、股骨转子间和转子下骨折切开复位内固定术、髋关节切开引流术。

(二) 手术入路

1. 仰卧位,患髋垫高以利显露。以股骨大转子顶点为中心做纵向切口,上下各延伸约8cm(图6-11)。

2. 切开皮肤、皮下组织,将皮瓣向两侧牵开,显露阔筋膜,以及向上延伸的阔筋膜张肌和后方的臀大肌及其筋膜(图6-12)。

3. 沿阔筋膜张肌与臀大肌间隙切开,向下延续切开阔筋膜,将前部分切开的阔筋膜以及阔筋膜张肌牵向前方,后部分阔筋膜和臀大肌牵向后方,显露位于阔筋膜深部的股外侧肌及其筋膜(图6-13)。

4. 切口前方深部为臀中肌,在阔筋膜张肌下方置入髋臼拉勾即可显露。在股外侧肌与臀中肌在大转子附点做“Z”形切开,下方沿股外侧肌筋膜后沿切开,将股外侧肌自筋膜剥离后向前方掀开,直达股骨(图6-14)。

5. 注意在股骨大转子附近紧贴股骨外侧皮质有穿支血管绕股骨走行,可予以切断结扎。剥离前方软组织即可显露髋关节前方关节囊(图6-15)。

6. 切开髋关节前方关节囊,显露股骨颈和关节腔(图6-16)。

三、髋关节前外侧入路

(一) 适应证

此入路又称 Watson-Jones 入路,多用于行双侧人工髋关节置换术时患者无需改变体位,股骨颈骨折切开复位内固定术、髋关节引流术、先天性髋脱位造盖术以及髋骨截骨术。

(二) 手术入路

1. 仰卧位　切口起自髂前上棘后下 2cm,向后弧形经过股骨大转子后沿股骨长轴纵向切开,术中可根据需要向髂嵴延伸(图6-17)。

2. 切开皮肤、皮下组织,显露阔筋膜张肌以及后方的臀大肌及其筋膜,分离两者之间的肌间隙,分别向前、后方牵开阔筋膜张肌和臀大肌,显露下方的臀中肌与股外侧肌在股骨转子的附点(图6-18)。

3. 在阔筋膜张肌与臀肌之间显露髋关节前方关节囊,注意保护臀上神经到阔筋膜的分支,向上可将臀大肌部分附点自髂骨上剥离以获得髋臼更大范围的显露(图6-19)。

4. 在关节囊前方置入髋臼拉勾,充分暴露并切开关节囊,可见股骨颈、股骨头和关节腔(图6-20)。

复习思考题

一、名词解释

坐骨小孔

二、问答题

1. 什么叫梨状肌上、下孔？各有哪些结构通过？

2. 梨状肌痉挛可压迫哪些神经？

3. 人工髋关节置换术最常用的入路为哪个？如何在该入路中辨认并保护坐骨神经？

4. 手术时欲要显露髋关节前方结构,哪个入路更加适合？

5. 临床中股骨转子间骨折切开复位内固定术常选用哪种入路？

第七章　大腿手术入路

学习要点

大腿基本结构;大腿前外侧入路途径;大腿外侧入路途径。

第一节　大腿基本结构

大腿又称股部,其前上方以腹股沟与腹部分界,后方以臀沟与臀部为界,上端内侧邻会阴部,下端以髌骨上方两横指处的水平线与膝分界。经股骨内、外侧髁的垂线,可分成股前内侧区和股后区。

一.股前内侧区

(一)浅层结构

1. 皮肤　薄厚不均,内侧较薄而柔软,移动性较大;而外侧较厚,移动性小。

2. 浅筋膜　分为浅的脂肪层和较深的膜性层,分别与腹前壁下部的脂肪层(Camper 筋膜)和膜性层(Scarpa 筋膜)相续。膜性层在腹股沟韧带下方约 1cm 处与股部深筋膜(阔筋膜)相融合。浅筋膜中富含脂肪,有浅动、静脉,浅淋巴管、淋巴结及皮神经分布。

(1)浅动脉:主要有股动脉发出的旋髂浅动脉、腹壁浅动脉和阴部外动脉。旋髂浅动脉沿腹股沟韧带走向髂前上棘,分布于腹前壁下外侧部。腹壁浅动脉于腹股沟韧带内侧半下方约 1cm 处穿阔筋膜,分支供应腹前壁下部。阴部外动脉分布于外生殖器皮肤。此外,还有发自旋股外侧动脉的股外侧浅动脉。

(2)浅静脉:主要为大隐静脉及其属支。

大隐静脉:起于足背静脉弓内侧端,经内踝前方,沿小腿内侧缘伴隐神经上行,经股骨内侧髁后方约 2cm 处,进入大腿内侧部,与股内侧皮神经伴行,逐渐向前上,在耻骨结节外下方穿隐静脉裂孔,汇入股静脉,其汇入点称隐股点。汇入股静脉前,大隐静脉收纳了五条属支,即:旋髂浅静脉、腹壁浅静脉、阴部外静脉、股内侧浅静脉和股外侧浅静脉。它们汇入大隐静脉的形式多样,相互间吻合丰富。大隐静脉曲张行高位结扎时,须分别结扎、切断各属支,以防复发。

(3)皮神经:股前内侧区的皮神经有不同的来源及分布。主要有:股外侧皮神经,在髂前上棘下方约 5~10cm 处穿出深筋膜,分前、后两支,分别分布于大腿外侧面皮肤和臀区外侧皮肤。股神经前皮支在大腿前面中部穿过缝匠肌和深筋膜,分布于大腿前面中间部的皮肤。股神经内侧皮支于大腿下 1/3 穿深筋膜,分布于大腿中、下部内侧份皮肤。闭孔神经皮支多数穿股薄肌或长收肌,分布于股内侧中、上部的皮肤。此外,还有生殖股神经及髂腹股沟神经的分支,分布于股前区上部中、内侧皮肤。

(4)浅淋巴结:沿腹股沟下方和沿大隐静脉末段两侧排列,收纳相应区域的淋巴,最后注入腹股沟深淋巴结和髂外淋巴结。

(二)深层结构

1. 深筋膜与骨筋膜鞘

(1)深筋膜:呈腱膜性,称阔筋膜或大腿固有筋膜,为全身最厚的筋膜,包裹全部大腿肌肉。上方附于腹股沟韧带及髂嵴,与臀筋膜和会阴筋膜相续;下方与小腿筋膜和腘筋膜相续。在大腿外侧,阔筋膜明显增厚形成一扁带状结构,称髂胫束。其上端起自髂嵴前份,并分为二层,包裹阔筋膜张肌,两者紧密结合不易分离。下端附于胫骨外侧髁、腓骨头和膝关节囊下部。临床上常用髂胫束作为体壁缺损、薄弱部或膝关节交叉韧带修补重建的材料。

阔筋膜在腹股沟韧带中、内 1/3 交点下方约一横指处形成一个卵圆形薄弱区,称隐静脉裂孔(或卵圆窝)。表面覆盖一层疏松结缔组织称筛筋膜,有大隐静脉及其属支穿此汇入股静脉。隐静脉裂孔外缘锐利,上端止于耻骨结节并与腹股沟韧带和腔隙韧带相续;下端与耻骨肌筋膜相续。其形状呈镰状,因此又称为镰缘。

(2)骨筋膜鞘:阔筋膜向大腿深部发出股内侧、股外侧和股后 3 个肌间隔,伸入各肌群之间,附着于股骨粗线,与骨膜及阔筋膜共同形成 3 个骨筋膜鞘,容纳相应的肌群、血管及神经。

1)前骨筋膜鞘:包绕股前群肌,股动、静脉,股神经及腹股沟深淋巴结等。

2)内侧骨筋膜鞘:包绕股内侧群肌,闭孔动、静脉和闭孔神经等。

3)后骨筋膜鞘:见股后区。

2. 肌肉 包括前群、内侧群(表 7-1)。

表 7-1 大腿肌

肌群	名称	起点	止点	作用	神经支配
前群	缝匠肌	髂前上棘	胫骨上端内侧面	屈髋关节、屈并内旋膝关节	股神经
	股直肌	髂前下棘及髋臼上缘	四个头向下共同形成一个肌腱,包绕髌骨的前面及两侧,向下延为髌韧带,止于胫骨粗隆	伸膝关节,股直肌并屈髋关节	股神经
	股中间肌	股骨体前面上 3/4 部		伸膝关节	股神经
	股内侧肌	股骨粗线内侧唇		伸膝关节	股神经
	股外侧肌	股骨粗线外侧唇		伸膝关节	股神经
内侧群	耻骨肌	耻骨梳附近	耻骨的耻骨肌线	内收、外旋、微屈髋关节	股神经与闭孔神经
	长收肌	耻骨支前面、耻骨结节下方	耻骨粗线内侧唇中 1/3 部	同上	闭孔神经
	短收肌	耻骨支	耻骨粗线内侧唇上 1/3 部	同上	同上
	大收肌	闭孔前下缘、坐骨结节	耻骨粗线内侧唇上 2/3 部、收肌结节	内收、微屈髋关节	同上,其坐骨部由坐骨神经内侧支支配
	股薄肌	耻骨下支前面	胫骨粗隆内侧	内收、外旋髋关节	闭孔神经

续表

肌群	名称	起点	止点	作用	神经支配
后群	股二头肌	长头:坐骨结节,短头:股骨粗线	腓骨头	屈膝关节、伸髋关节、并使小腿微外旋	坐骨神经
	半腱肌	坐骨结节	胫骨粗隆内下方	屈膝关节、伸髋关节并使小腿微内旋	坐骨神经
	半膜肌	坐骨结节	胫骨内侧髁下缘		坐骨神经

3. 肌腔隙与血管腔隙 位于腹股沟韧带与髋骨之间,被髂耻弓(连于腹股沟韧带和髋骨的髂耻隆起之间的韧带)分隔成外侧的肌腔隙和内侧的血管腔隙。二者是腹、盆腔与股前内侧区之间的重要通道。

(1) 肌腔隙:前界为腹股沟韧带外侧部,后外界为髂骨,内侧界为髂耻弓。内有髂腰肌、股神经和股外侧皮神经通过。

(2) 血管腔隙:前界为腹股沟韧带内侧部,后界为耻骨肌筋膜及耻骨梳韧带,内侧界为腔隙韧带(陷窝韧带),外界为髂耻弓。腔隙内有股鞘及其包含的股动、静脉,生殖股神经股支和淋巴管等。

4. 股三角 位于股前内侧区上 1/3 部,呈一底向上、尖向下的倒三角形凹陷,向下与收肌管相续。上界为腹股沟韧带,外下界为缝匠肌内侧缘,内下界为长收肌内侧缘,前壁为阔筋膜,后壁凹陷,自外侧向内侧分别为髂腰肌、耻骨肌和长收肌及其筋膜(图 7-1)。

股三角内的结构由外侧向内侧依次为:股神经、股鞘及其包含的股动、静脉,股管及股深淋巴结和脂肪等。股动脉居中,于腹股沟韧带中点下方可摸到其搏动。外侧为股神经,内侧为股静脉。根据以上解剖关系,临床上可进行股动脉压迫止血,股动、静脉穿刺及股神经麻醉等。

(1) 股神经:起自腰丛,沿髂筋膜深面,腰大肌与髂肌之间经肌腔隙内侧部,进入股三角。主干短粗,在腹股沟韧带下方发出众多肌支、关节支和皮支。肌支分布至股四头肌、缝匠肌和耻骨肌;关节支分布至髋和膝关节;皮支分布至股前内侧区的皮肤。其中最长的皮神经为隐神经,是股神经的终支,在股三角内伴股动脉外侧,入收肌管下行,在膝关节内侧出深筋膜,伴大隐静脉下行,分支分布于髌骨下方、小腿内侧和足内侧缘的皮肤。

(2) 股鞘:为腹横筋膜及髂腰筋膜向下延续并包绕股动、静脉上段的筋膜鞘,位于腹股沟韧带内侧半和阔筋膜的深面。

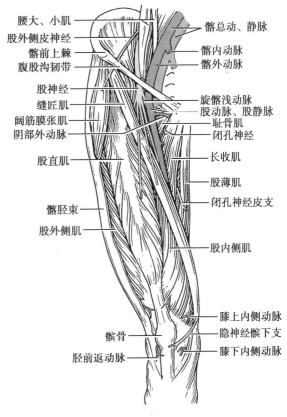

图 7-1 股前内侧区浅层

呈漏斗形,长约 3~4cm,向下与股血管的外膜融合,移行为股血管鞘。股鞘内有两条纵行的纤维隔,将鞘分为三个腔:外侧容纳股动脉,中间容纳股静脉,内侧形成股管,内有腹股沟深淋巴结和脂肪(图 7-2)。

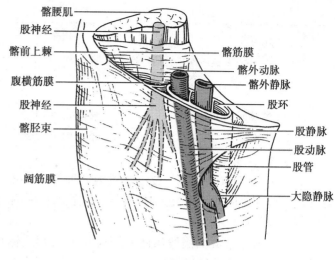

图 7-2 股鞘与股管

1)股动脉:股动脉是髂外动脉自腹股沟韧带中点后面向下的延续,在股三角内下行,经收肌管向下,穿收肌腱裂孔至腘窝,移行为腘动脉。股动脉起始处发三条浅动脉(腹壁浅动脉、旋髂浅动脉、阴部外动脉)均与同名静脉伴行。股动脉的最大分支为股深动脉,于腹股沟韧带下方约 3~5cm 处起自股动脉的后外侧,向内下,行于长收肌和大收肌之间,沿途发旋股内、外侧动脉,数条穿动脉及肌支,同时参与髋周围及膝关节动脉网的组成。

2)股静脉:为腘静脉的延续。起自收肌腱裂孔,向上与股动脉伴行,位于股动脉后方,逐渐转至动脉内侧,继而穿血管腔隙移行为髂外静脉。股静脉除收集大腿深部静脉外,主要收纳大隐静脉的血液。

3)股管:为股鞘内侧份漏斗状的筋膜间隙,平均长约 1.3cm。其前壁由上向下依次为:腹股沟韧带、隐静脉裂孔镰状缘的上端和阔筋膜;后壁依次为:耻骨梳韧带、耻骨肌及其筋膜;内侧壁依次为:腔隙韧带及股鞘内侧壁;外侧壁为股静脉内侧的纤维隔。股管下端为盲端,称股管下角,正对隐静脉裂孔;上口称股环,卵圆形,其内侧界为腔隙韧带,后界为耻骨梳韧带,前界为腹股沟韧带,外侧界为股静脉内侧的纤维隔(图 7-2)。

股环是股管上通腹腔的通道,被薄层疏松结缔组织覆盖,称股环隔,上面衬有腹膜。此处呈一小凹,称股凹。腹压增高时,腹腔脏器(主要为肠管)可被推向股凹,经股环至股管,最后由隐静脉裂孔处突出,形成股疝。因股环前、后和内侧三面均为韧带结构,不易延伸,所以股疝易发生绞窄。

4)腹股沟深淋巴结:在股静脉上部附近及股管内,约有 3~4 个淋巴结。收纳下肢和会阴部的深、浅淋巴。其输出淋巴管注入髂外淋巴结。

5. 收肌管 又称股腘管或 Hunter 管,是位于股中 1/3 段前内侧,缝匠肌的深面,大收肌和股内侧肌之间的三棱形间隙。前壁为张于股内侧肌与大收肌之间的收肌腱板,浅面覆以缝匠肌;外侧壁为股内侧肌;后内侧壁为长收肌和大收肌。上口与股三角尖相通,下口为收肌腱裂孔,通腘窝上角。股三角或腘窝的炎症,可借此管互相蔓延。收肌管内的结构:前为股神经的股内侧肌支和隐神经;中为股动脉;后为股静脉以及淋巴管和疏松结缔组织。

6. 股内侧区的血管和神经 有闭孔动、静脉和闭孔神经。

闭孔动脉起于髂内动脉,穿闭膜管出骨盆至股内侧,分前、后两支,分别位于短收肌的前、后方,发出小支营养内收肌群、髋关节和股方肌,并与旋股内侧动脉吻合。其中有一髋臼支,穿过髋臼孔,进入髋关节,再经股骨头韧带进入股骨头。在髋部手术时,此动脉损伤后,断端易向盆腔回缩,不易止血,需加注意。

闭孔静脉与同名动脉伴行,回流至髂内静脉。

闭孔神经起于腰丛,伴闭孔血管出闭膜管后,亦分两支:前支支配内收肌群大部及膝关节;后支支配闭孔外肌和大收肌。

二、股后区

(一)浅层结构

皮肤较薄,浅筋膜较厚。股后皮神经位于阔筋膜与股二头肌之间,沿股后正中线下行至腘上角。沿途分支分布于股后区、腘窝及小腿后区上部的皮肤。

(二)深层结构

1. 深筋膜 股后区阔筋膜向上与臀筋膜相接,下端与小腿深筋膜延续。阔筋膜后份、股外侧肌间隔、股后肌间隔与股骨粗线处的骨膜共同围成后骨筋膜鞘。

后骨筋膜鞘:包绕股后群肌肉、坐骨神经及深淋巴结和淋巴管。鞘内的结缔组织间隙上通臀部,下连腘窝。两者的炎症可沿此间隙内的血管神经束互相蔓延。

2. 肌肉 股后群肌有半腱肌、半膜肌及股二头肌(表7-1)。

3. 坐骨神经 坐骨神经是全身最粗大的神经,起于骶丛,多以单干形式出梨状肌下孔。在臀大肌深面,坐骨结节与大转子之间,进入股后区,行于大收肌和股二头肌长头之间,下降至腘窝上角,分为胫神经和腓总神经二终末支。

在股后部,坐骨神经主要在其内侧发出肌支,支配股二头肌长头、半腱肌、半膜肌和大收肌。支配股二头肌短头的神经由腓总神经发出。故手术分离坐骨神经时,沿其外侧分离较为安全,不易损伤其分支。坐骨神经偶有一较粗的异常伴行动脉,称坐骨动脉。做股部截肢时,需先结扎此动脉。

坐骨神经干体表投影:股骨大转子与坐骨结节连线的中、内1/3交点至股骨内侧髁之间中点(或腘窝上角)的连线。

三、股骨

股骨为全身最粗大的长骨,其长度约占身高的1/4。分为体和上、下两端(图7-3)。

上端呈球状伸向内上,称为股骨头,与髋臼组成髋关节。股骨头的中央稍下方有一小凹,称为股

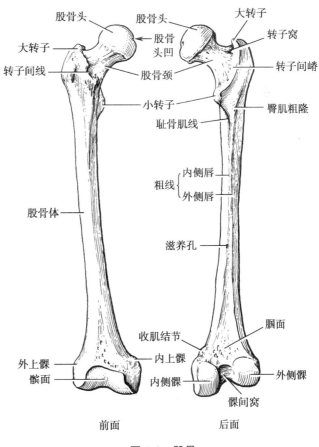

图7-3 股骨

前面 后面

股骨头 股骨头 大转子
大转子 转子窝
转子间线 股骨头凹 转子间嵴
转子间线 股骨颈
小转子 臀肌粗隆
耻骨肌线
内侧唇
粗线
外侧唇
股骨体
滋养孔
腘面
收肌结节
外上髁 内上髁
髌面 内侧髁 外侧髁
髁间窝

骨头凹,为股骨头韧带附着处。股骨头下方较细的部分为股骨颈,向前内上方,股骨颈的下端接股骨体,股骨颈与股骨体之间形成的角度,称为颈干角(男性平均约 132°,女性平均约 128°),在矫正髋部的手术时,应维持此角度,因此角最适应于负重的需要。另外股骨颈与股骨体之间还有一个前倾角,平均约 12°,有一定的临床意义。在颈与体连接处的外侧,有一方形隆起,称大转子,内侧有一深窝,称为转子窝。在大转子的内下方有小圆锥状突起称为小转子。大、小转子之间,前有转子间线、后为转子间嵴。

股骨体上段圆柱形,中段呈三棱柱形,下段前后略扁。股骨体向前弓凸,后有纵行骨嵴称为粗线,此线上端分叉,向外上延续于粗糙的臀肌粗隆,向上内延续为耻骨肌线。粗线下端也分为内、外两线,两线间的骨面为腘面。

股骨下端膨大,有内、外两个向后髁状突起,分别称为内侧髁和外侧髁。两髁间的深窝称为髁间窝。两髁的内、外上方的最突起处分别称为内上髁与外上髁。内上髁的上方,有一三角形突起,称收肌结节,为大收肌腱附着处。内侧髁与外侧髁的前面、后面及下面均为光滑的关节面,其前面的关节面与髌骨相连称髌面。

第二节　大腿手术入路

一、大腿前外侧入路

(一)适应证

此入路适用于股骨干骨折切开复位内固定术、股骨干肿瘤切除术、股骨骨髓炎清除术。

(二)手术入路

1. **仰卧位**　切口位于髂前上棘与髌骨外缘连线上,可根据手术需要,在此线上采取适当长度的切口(图 7-4)。

2. 切开皮肤、皮下组织,稍游离皮瓣,向两侧牵开,显露股直肌和股外侧肌筋膜,沿肌间隔将股直肌和股外侧肌钝性分离拉开(图 7-5)。

3. 沿股直肌与股外侧肌间隙向深层分离,显露股中间肌(图 7-6)。

4. 切开股中间肌,显露股骨干(图 7-7)。

二、大腿外侧入路

(一)适应证

此入路适用于股骨干骨折切开复位内固定术、股骨干肿瘤切除术、股骨骨髓炎清除术。

(二)手术入路

1. **仰卧位**　切口位于股骨大转子和腓骨头的连线上,可根据手术需要,在此线上采取适当长度的切口(图 7-8)。

2. 切开皮肤、皮下,游离皮瓣,向两侧牵开,显露阔筋膜(图 7-9)。

3. 纵行切开阔筋膜以及阔筋膜向下移行的髂胫束,显露股外侧肌筋膜,顺股外侧肌筋膜后方切开,分离股外侧肌纤维并向前牵开(图 7-10)。

4. 显露包绕股骨干的股中间肌,剥开肌肉而达股骨干外侧面(图 7-11)。

5. **注意**　向前牵开股外侧肌后可见数条出自股深动脉的穿支血管垂直于股骨干并滋养骨干,术中需要注意分辨(图 7-12)。

复习思考题

一、名词解释

1. 阔筋膜

2. 髂胫束

3. 肌腔隙

4. 血管腔隙

5. 股三角

6. 颈干角

7. 前倾角

二、问答题

1. 简述股管的位置、形态结构。

2. 简述收肌管的构成及其通过的结构。

3. 穿支血管的起源以及作用? 在股骨干手术中全部结扎可能会导致什么结果?

第八章 膝部手术入路

学习要点

　　腘窝的内容及血管、神经的位置关系;膝关节的结构特征及其临床意义;膝关节前外侧入路途径;膝关节前正中入路途径;膝关节后侧入路途径。

第一节　膝部基本结构

　　膝部介于股部与小腿之间,股部的下界为其上界,平胫骨粗隆的环行线为其下界。通过股骨内、外上髁的纵行线将膝部分为膝前区与膝后区。

一、膝前区

　　伸膝时,可见膝前区的股四头肌腱、髌骨及髌韧带的轮廓,并可触及,髌韧带两侧隆起,屈膝时该处凹陷,其深面有髌下脂体(图 8-1),是临床上膝关节腔穿刺的常用部位。

(一)浅层结构

　　皮肤薄且松弛,皮下脂肪少,故移动性大。皮肤与髌韧带之间有髌前皮下囊,慢性劳损时易发生炎症。股外侧皮神经的末支分布于膝前区外上部,股中间及内侧皮神经末支分布于膝前区的内上部,隐神经的髌下支及腓肠外侧皮神经分布于膝区下内、外侧部。浅静脉为大隐静脉行经膝部的属支及其与小隐静脉间所构成的交通支。

(二)深层结构

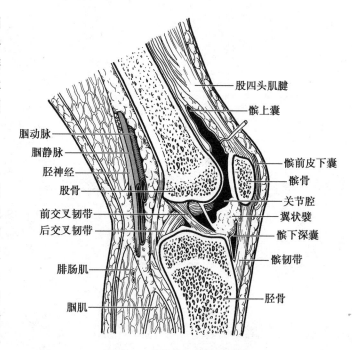

图 8-1　膝关节矢状断面结构

　　膝前区的深筋膜延续阔筋膜,并与其深部肌腱相融合。膝外侧有髂胫束,内侧部有缝匠肌腱及股薄肌腱,共同形成"大鹅足",在其深部有一较大滑液囊,称"鹅足囊"。中间有股四头肌腱附着于髌骨底及两侧缘,继而下延为髌韧带,止于胫骨粗隆(髌骨及髌韧带集中股四头肌各肌的牵引力,可有效完成其伸膝功能)。髌骨两侧有股四头肌腱的纤维与阔筋膜一起向下,形成髌支持带,附着于髌骨、髌韧带的两侧缘及胫骨内、外侧髁,可防止髌骨移位和加强膝关节囊前部。

在股四头肌腱与股骨之间为髌上囊,大多与关节腔相通。当膝关节积液时,可出现浮髌感,此时能由髌骨两侧缘中点进行关节腔穿刺抽液检查。髌韧带是膝反射的叩击部位。沿髌韧带两侧的浅凹处向后可扪到膝关节间隙,此处恰对半月板前端(图 8-1、图 8-2),故半月板损伤时,膝关节间隙处可有明显压痛。

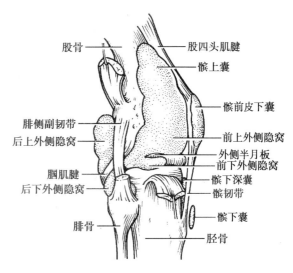

图 8-2 膝关节滑液囊

二、膝后区

膝后区主要为腘窝,只有在屈膝时,深筋膜松弛,其界限清楚,伸膝时深筋膜紧张。组成腘窝上内、上外侧界的半膜肌、半腱肌及股二头肌的肌腱,均能触及。

(一)浅层结构

皮肤松弛薄弱,易移动,股后皮神经末支、隐神经及腓肠外侧皮神经等均分布于此区。小隐静脉穿深筋膜上行至腘窝,汇入腘静脉。小隐静脉周围有腘浅淋巴结分布。

(二)深层结构

膝后区的深筋膜为腘筋膜,由纵、横交织的纤维构成,致密而坚韧,延展性小,故患腘窝囊肿或腘动脉瘤时,因腘筋膜扩展受限,可致胀痛明显。

1. 境界 腘窝是膝关节后方呈菱形的间隙,有顶、底及四壁。

(1)顶:腘窝顶(浅面)为腘筋膜,为大腿阔筋膜的延续,向下移行为小腿深筋膜。

(2)底:腘窝的底由上而下为:股骨腘面、膝关节囊的后部及腘斜韧带、腘肌及其筋膜。

(3)四壁:上外侧壁为股二头肌腱,上内侧壁主要为半腱肌和半膜肌,下内侧壁为腓肠肌内侧头,下外侧壁为腓肠肌外侧头。

2. 内容 腘窝内通过多条重要血管和神经,由浅入深依次为胫神经、腘静脉和腘动脉,还有沿腘窝外上界走行的腓总神经。因腘动脉自上内斜向下外走行,故胫神经上段位于腘动脉的外侧,中段在腘动脉浅面,下段位于腘动脉内侧。腘静脉居腘动脉与胫神经之间,血管周围有腘深淋巴结。窝内除上述结构外,还有滑液囊及脂肪组织充填(图 8-3)。

(1)胫神经:居腘窝最浅面,为坐骨神经在腘窝上角处的粗大分支,沿腘窝中线下行,经腓肠肌内外侧头之间,至腘肌下缘,穿比目鱼肌腱弓进入小腿后区。在腘窝内胫神经行程大部分位于腘血管浅面,在腘窝的上份位于腘血管外侧,并发出肌支、关节支,至附近肌肉,向前分布于膝关节;在腘窝下份逐渐转到腘血管的稍内侧,并发出肌支和皮支,其中皮支为腓肠内侧皮神经,分布于小腿皮肤。胫神经另发出腓肠内侧神经,伴小隐静脉下行至小腿后面,加入腓肠神经。

(2)腓总神经:为坐骨神经的另一终末支,多从腘窝上角沿股二头肌内缘斜向外下方,越过腓肠肌外侧头浅面,至腓骨头后方并绕过腓骨颈,向前穿腓骨长肌起始部,即分为腓浅神经及腓深神经两终支。腓总神经绕行腓骨颈处位置表浅,与骨膜紧贴,且表面无肌组织覆盖,故

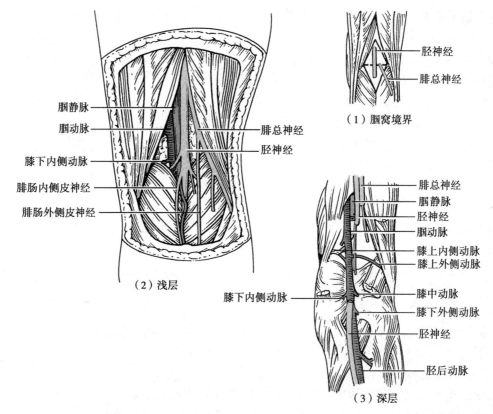

图 8-3　腘窝及其内容

腓骨颈骨折、此部外伤或使用固定器材不当时,易损伤腓总神经,引起小腿前、外侧群肌肉瘫痪而导致足下垂。腓总神经在腘窝发出腓神经交通支和腓肠外侧皮神经,分布于关节及皮肤。

(3) 腘静脉:与腘动脉伴行,且共同包于一个血管鞘中,故血管损伤后,有可能发生动静脉瘘。腘静脉居胫神经深面,浅层的小隐静脉于腘窝下角处,穿腘筋膜后上行汇入腘静脉。高位结扎小隐静脉末端时,应注意避免伤及其浅面的胫神经。

(4) 腘动脉:是股动脉的延续,位置最深,邻贴股骨腘面及膝关节囊后部。沿半腱肌外缘向外斜行,至股骨髁间窝水平居膝后中部,而后垂直向下达腘肌下缘,分为胫前动脉和胫后动脉。前者经骨间膜上缘进入小腿前区,后者经比目鱼肌腱弓深面至小腿后区。腘动脉除发出肌支分布于邻近诸肌外,尚有五条关节支,即膝上内侧动脉、膝上外侧动脉、膝中动脉、膝下内侧动脉及膝下外侧动脉,均参与组成膝关节动脉网。腘动脉上部因与股骨腘面关系密切,当股骨髁上骨折时,易伤及腘动脉。

(5) 腘深淋巴结:位于腘血管鞘附近的腘窝脂肪内,常有 4~5 个,收纳足外侧缘及小腿后、外侧部来的浅淋巴管以及足和小腿来的深淋巴管。其输出淋巴管注入腹股沟深淋巴结。

三、膝关节

由股骨下端、胫骨上端和髌骨的关节面所组成,主要功能为负重及做屈、伸运动,半屈时可做轻度旋转。

股骨下端股骨内侧髁及股骨外侧髁。两髁的下方为髁关节面,其前方相互连结并形成一浅凹,称髌面。股骨外侧髁易于扪及,其外侧面略偏后方的圆形隆起,即外上髁。股骨内侧髁较外侧髁明显,在其稍后方,也可触及圆形的内上髁。

胫骨上端膨大,向两侧突出成内、外侧髁,其上面平坦,称为胫骨平台。髁的上面各有一微凹的关节面,并被覆于其上面的半月板而加深,胫骨内、外侧髁的关节面与股骨内、外侧髁的关节面相对应。

在胫骨内、外侧髁关节面之间,各有一骨性结节融合成髁间隆起,隆起的前、后方各有平坦的小区域,分别为前、后交叉韧带的附着处。胫骨上端的骨骺距关节面较近,故对幼年患者做骨端切骨手术时,不可切除过多的骨质,以免损伤骨骺,影响骨的发育。

髌骨后面的中间部有纵行的骨嵴,将其分为内、外两部,与股骨的髌面相对应。髌骨可作为股四头肌腱的一个支点,能加强股四头肌的伸膝力量,尤其是伸膝至150°~180°时更为明显。因此当髌骨骨折时,不可轻易将其切除。

(一) 关节囊及韧带

膝关节的韧带有囊外及囊内两部分,囊外的韧带包括腓侧副韧带、胫侧副韧带、髌韧带(见膝前区部分)、髌支持带及腘斜韧带等,囊内的韧带是膝交叉韧带、膝横韧带,可共同作用为加强关节的稳定性。

1. 腓侧副韧带　呈圆索状,起自股骨外上髁,止于腓骨头尖部的稍前方。此韧带与其浅面的股二头肌腱和髂胫束有加强和保护膝关节外侧部的作用。腓侧副韧带与关节囊壁分离,膝下外侧血管从其深面穿过。屈膝时该韧带松弛,伸膝时韧带紧张。腓侧副韧带一般不易损伤,一旦发生则常伴有腓总神经的牵拉或断裂,应予注意。

2. 胫侧副韧带　扁宽呈三角形,分深、浅两层。胫侧副韧带起自股骨收肌结节下方,止于小腿骨内侧髁内侧,其前部纤维较直,并与关节囊壁分离,其间有疏松结缔组织和滑液囊,半膜肌腱在该韧带与胫骨之间扩展,而膝中、下血管在此扩展部与韧带间穿行。其后部纤维向下、后方斜行,至内侧半月板水平斜向前方止于胫骨。因此,后部韧带在中部宽阔,并与关节囊、半月板紧紧相连。胫侧副韧带的前部纤维在膝关节任何位置均处于紧张状态,而后部纤维在屈膝时松弛,伸膝时紧张,可防止膝关节过伸,且由于后部纤维与内侧半月板相连,所以膝关节处于半屈状态并受到旋转的力量作用时,易发生胫侧副韧带及内侧半月板的损伤。

3. 膝交叉韧带　为膝关节重要的稳定结构,呈铰链式连于股骨髁间窝及胫骨的髁间隆起之间,可防止胫骨沿股骨向前后移位。膝交叉韧带又可分为前后两条,前交叉韧带起自股骨外侧髁的内侧面,斜向前下方,止于胫骨髁间隆起的前部和内、外侧半月板的前角;后交叉韧带起自股骨内侧髁的外侧面,斜向后下方,止于胫骨髁间隆起的后部和外侧半月板的后角。当膝关节活动时,两条韧带各有一部分纤维处于紧张状态。因此,除前交叉韧带能防止胫骨向前移位,后交叉韧带能防止腿骨向后移位外,还可限制膝关节的过伸、过屈及旋转活动。由于膝交叉韧带居关节深处,并在关节周围的韧带与肌腱的保护下,常不易损伤,尤其是后交叉韧带的损伤更为少见。如一旦损伤,则常与胫侧副韧带或半月板同时发生。

(二) 半月板

为纤维软骨板。内、外侧各一,呈半月形位于胫骨平台和股骨内、外侧髁之间,半月板有内、外两缘,前、后两角。外缘肥厚,内缘稍薄。

外侧半月板较小,前、后角距离较近,略呈"O"形,前角附着于髁间隆起之前,后角附着于内侧半月板后角与髁间隆起之间。外侧半月板的外缘有一斜沟,腘肌肌腱在此通过,故其外缘不与腓侧副韧带相连。因此不仅其活动性较大,且手术摘除亦较内侧半月板摘除容易。

内侧半月板较大,前、后角距离较远,呈"C"形,前角窄而薄,后角宽而稍厚,分别位于髁间隆起的前、后方非关节面部分。外侧缘与胫侧副韧带后份紧密相连,因此,胫侧副韧带的损伤常合并内侧半月板撕裂。

半月板的上面凹陷,下面平坦,近似楔状,嵌于关节间隙内,是稳定膝关节的复杂结构中不可缺少的部分。半月板具有弹性,在关节运动时,可减少震荡。当膝关节伸屈时,半月板凹面与股骨髁之间发生移动。在膝关节旋转时,半月板下面与胫骨平台之间发生移动,因此半月板的损伤,多发生于其下面,探查时应予注意。

半月板仅其外缘部分获得少许血供,故损伤后修复力极差,多需手术将其摘除,摘除后并不影响关节功能。

(三)滑膜囊及脂肪垫

膝关节的滑膜是关节中面积最大的滑膜,它衬于关节囊内面,几乎覆盖关节内全部结构,部分滑膜突向关节腔外,形成与关节腔相通的滑膜囊,其中以髌上囊最大。部分滑膜向关节腔内突入形成皱襞,其中最常见的有:

1. 髌上滑膜皱襞　位于髌上囊与关节腔之间,国内发现率达 94%。

2. 髌下滑膜皱襞　位于前交叉韧带前方,国内发现率为 100%。

3. 髌内滑膜皱襞　为关节囊内侧的带状突起,国内发现率仅为 39%。

临床中常见膝关节滑膜皱襞综合征,是上述滑膜皱襞中,髌上滑膜皱襞嵌入髌下关节面,引起膝关节内的干扰症状。

膝关节内也有脂肪垫,为滑膜与关节囊的纤维层之间的一层脂肪组织,充填于关节面不适应的空间。其中以髌下脂体为主要部分,它位于髌骨、股骨髁下方,胫骨髁上方与髌韧带之间,并向两侧延伸,在髌骨两侧向上伸展者称翼状皱襞。髌下脂体内的血管较多,施行半月板手术时,应注意保护。髌下脂体因外伤而被钳夹、压迫等,也会引起关节内干扰症状。

(四)膝关节动脉网

膝关节的血供十分丰富,由股动脉、腘动脉、股动脉及其发出的多个分支,主要有股动脉发出的旋股外侧动脉降支、膝降动脉、腘动脉发出的膝上内、外侧动脉,膝中动脉和膝下内、外侧动脉,胫前返动脉以及股深动脉发出的第3穿支等,均在膝关节的近侧及远侧形成吻合成关节动脉网,该网不仅是膝关节的营养来源,而且在腘动脉主干发生血运障碍时,还是侧支循环的重要途径,以保证肢体远端的血供(图8-4)。

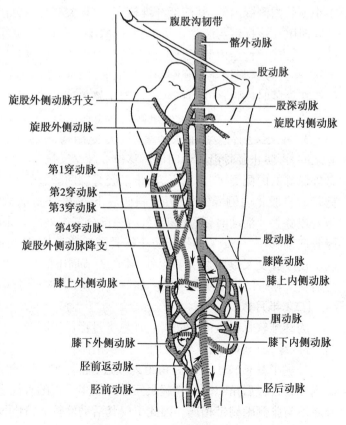

图 8-4　膝关节动脉网

第二节 膝部手术入路

一、膝关节前外侧入路

(一) 适应证

此入路适用于胫骨平台外髁骨折或伴有外侧半月板损伤手术、股骨外髁骨折切开复位内固定术、股骨外髁和胫骨外侧平台肿瘤清除术。

(二) 手术入路

1. 仰卧位或侧卧位。做膝关节外侧弧形切口,始于髌骨外缘以上 7.5cm,沿股外侧肌腱在股四头肌腱的止点处、髌骨、髌韧带的外缘,止于胫骨结节下 2cm 处(图 8-5)。

2. 切开皮肤、皮下,向两侧牵开,显露股外侧肌在股四头肌腱的止点、髌骨、髌骨支持带和胫骨结节(图 8-6)。

3. 沿股外侧肌内侧缘切开其在股四头肌腱的止点,向下绕髌骨外侧缘沿髌韧带外缘切开髌骨支持带,将髌骨和髌韧带向内牵开,股骨外髁、外侧半月板即可同时显露(图 8-7)。

二、膝关节前正中入路

(一) 适应证

此入路适用于人工全膝关节置换术、膝关节融合术、髌骨骨折切开复位内固定术、股骨髁上骨折切开复位内固定术、膝关节前交叉韧带重建术。

(二) 手术入路

1. 仰卧位 做膝关节前方正中切口,起自髌骨上缘近端 10cm,直行向下止于胫骨结节远端(图 8-8)。

2. 切开皮肤、皮下,向两侧牵开,显露股四头肌腱、髌骨、髌骨内外侧支持带和髌韧带、胫骨结节(图 8-9)。

3. 此时有多种途径显露膝关节腔。多采用髌骨旁内侧切口,沿股四头肌腱内侧缘至髌骨上方内侧缘,切开髌骨内侧支持带后沿髌韧带内侧缘止于胫骨结节远端内侧,切开时注意在髌骨内侧缘保留 1cm 与之相连的软组织。将髌骨以及股四头肌腱、髌韧带翻向外侧,屈膝即可显露膝关节腔内结构(图 8-10)。

三、膝关节后侧入路

(一) 适应证

此入路适用于膝关节后方神经松解术、腘窝神经血管探查术、腘窝囊肿切除术、后交叉韧带重建术、胫骨平台后侧缘骨折切开复位内固定术。

(二) 手术入路

1. 俯卧位 做膝后正中 "S" 形切口,起自半腱肌向远侧到达关节面水平,长约 10cm,再横向外侧到达腘窝外侧缘后转向远端约 5cm(图 8-11)。

2. 切开皮肤、皮下,显露腘筋膜(图 8-12)。

3. 切开腘筋膜,注意保护小隐静脉。显露筋膜下的胫神经、腓总神经(图 8-13)。

4. 橡皮膜穿过神经予以保护,轻轻牵向外侧,显露胫神经深面的腘动、静脉,将其牵向内侧(图 8-14)。

    5. 显露膝关节后方关节囊(图 8-15)。

    6. 纵向切开膝关节后关节囊,显露关节腔后方结构(图 8-16)。

复习思考题

    1. 简述腘窝的主要内容。

    2. 膝关节前外侧入路适用于哪些手术?

    3. 进行腘窝手术操作时如何显露和保护膝关节后方重要的神经与血管?

第九章 小腿手术入路

学习要点

小腿后区胫后动脉、腓动脉及胫神经的行程及其临床意义;小腿前区胫前动脉和腓深神经的行程;小腿外侧区的肌群作用及腓浅神经的行程和支配;胫骨前外侧入路途径;腓骨外侧入路途径。

第一节 小腿基本结构

上界为膝部下界,下界为平内、外踝基部所做的环线。小腿部前、后有两个肌间隔,是其深筋膜在外侧面深部的延伸。肌间隔和小腿骨、骨间膜、深筋膜一起将小腿分为前、后和外侧3个骨筋膜鞘,按其位置小腿部也相应的分为前、后和外侧3区。其中分别容纳小腿肌的前、后和外侧三肌群及血管和神经。

一、小腿前、外侧区

小腿前区包括小腿前群肌和行于其间的腓深神经及胫前动、静脉,小腿前群肌的肌腱、神经和血管,都经踝关节前面及深肌支持带深面到达足背。小腿外侧区主要包含小腿肌外侧群和行于其间的腓浅神经。

(一) 浅层结构

皮肤较厚且紧张,移动性小,多毛发,血液供应较差,损伤后创口愈合较慢。浅筋膜疏松,仅含少量脂肪,弹性差,当发生轻度水肿时,临床多在内踝上方指压检查,易显压痕。大隐静脉及其属支为浅静脉,起自足背静脉弓的内侧,经内踝前方约 1cm 处(大隐静脉切开的常用部位),上行达小腿前内侧,在此区与小隐静脉、深静脉有广泛的交通与吻合。在小腿上部,静脉的后方为隐神经,到下部则绕过静脉处于其前方。腓浅神经由腓总神经分出,于小腿外侧中、下 1/3 交界处穿出深筋膜至皮下,分成内、外侧支,行至足背。

(二) 深层结构

小腿前区的深筋膜较致密。在胫侧,深筋膜与胫骨内侧面骨膜紧密愈着;在腓侧,深筋膜发出两个肌间隔,前、后分别附着于腓骨前、后缘的骨膜。小腿的前、后肌间隔、胫、腓骨骨膜及其间的骨间膜与小腿前区的深筋膜,共同围成外侧骨筋膜鞘和前骨筋膜鞘,容纳相应肌群、血管和神经(图 9-1)。

1. 小腿外侧骨筋膜鞘 外侧骨筋膜鞘内容有小腿外侧群肌、腓浅神经和腓浅血管等。

(1) 小腿外侧肌群:即腓骨长、短肌,其功能为使踝关节跖屈、足外翻。腓骨长肌腱和胫骨前肌腱在足底共同形成"腱环",有维护足横弓的作用。

(2) 腓浅神经:于腓骨颈水平、自腓总神经分出,向下行于腓骨长、短肌之间,沿途其分出

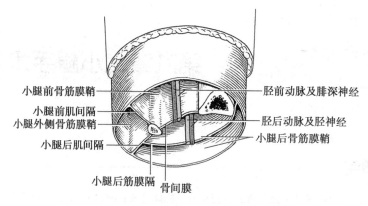

图 9-1　小腿中部骨筋膜鞘

肌支,支配该两肌,其终末支至小腿中、下 1/3 交界处,经腓骨长肌前缘穿深筋膜浅出至皮下,分布于小腿外侧及足、趾背皮肤(除第 1 趾蹼及第 1、2 趾相对缘皮肤以外)。临床见腓浅神经损伤时,常表现为足不能外翻,分布区的皮肤感觉缺失。

2. 小腿前骨筋膜鞘　小腿前群肌,胫前动、静脉及腓深神经等。

(1) 小腿前群肌:在小腿骨间膜前面,由内侧向外侧依次为胫骨前肌、姆长伸肌和趾长伸肌。主要功能:使踝关节背屈、伸趾,胫骨前肌还可使足内翻,第 3 腓骨肌可协助足外翻。

(2) 胫前动脉:胫前动脉于腘肌下缘由腘动脉分出后,向前穿骨间膜,进入小腿前骨筋膜鞘,紧贴骨间膜前面,上 1/3 段伴腓深神经向下行于胫骨前肌与趾长伸肌两肌之间;在小腿中部时及下 2/3 段处于胫骨前肌与姆长伸肌之间;至踝关节上方时,行于长伸肌深面;直到踝关节前方伸肌上缘,支持带下缘处,移行为足背动脉。胫前动脉起始部发出胫前返动脉,加入膝关节动脉网,中部发出肌支营养小腿前群肌及胫、腓骨,下部在踝关节附近发出内、外踝前动脉,与跗内侧动脉及跗外侧动脉吻合,参与构成踝关节动脉网(图 9-2)。

(3) 胫前静脉:有两支,伴行于动脉两侧。其属支与伴行动脉同名。

(4) 腓深神经:自腓总神经分出,向前下穿腓骨长肌及前肌间隔,进入前骨筋膜鞘,随即伴行于胫前血管。它有两个分支,肌支支配小腿前群肌和足背肌;皮支于第 1 趾蹼处浅出后,分为两条趾背神经,分布于第 1、2 趾背相对缘的皮肤。临床见腓深神经损伤时,常可表现为足下垂及不能伸趾。

二、小腿后区

(一) 浅层结构

小腿后区皮肤质地良好、血供丰富及部位隐蔽,在临床上是一常用供皮区,且面积大,可供吻接的血管很多,适合做较大面积的游离皮瓣移植。

1. 小隐静脉　起自足背静脉弓的外侧份,经足外侧缘绕外踝后方上行至小腿后区,沿腓肠肌中间上行,最终汇入腘静脉。小隐静脉有 7~8 对静脉瓣,它与大隐静脉之间不仅有许多交通支,还有穿静脉与深静脉使两者相通。穿静脉以直角方向由浅静脉通向深静脉,穿静脉也有静脉瓣,其数目视穿静脉的长短而定,一般有三对,多位于近深静脉处,其中以汇入腘静脉以前的一对较为恒定。静脉瓣开向深静脉,能阻止血液反流至浅静脉。

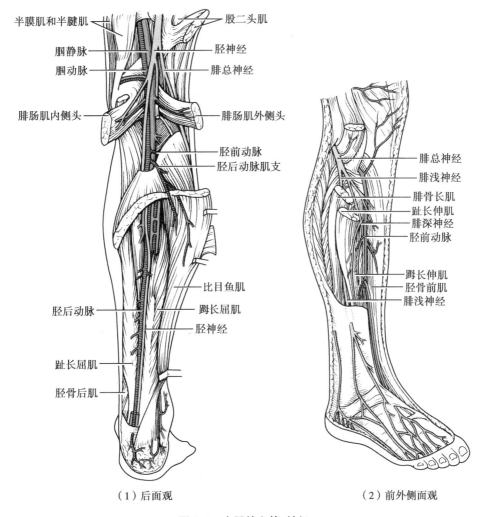

半膜肌和半腱肌
股二头肌
腘静脉
胫神经
腘动脉
腓总神经
腓肠肌内侧头
腓肠肌外侧头
胫前动脉
胫后动脉肌支
比目鱼肌
胫后动脉
跗长屈肌
胫神经
趾长屈肌
胫骨后肌

腓总神经
腓浅神经
腓骨长肌
趾长伸肌
腓深神经
胫前动脉
跗长伸肌
胫骨前肌
腓浅神经

（1）后面观

（2）前外侧面观

图 9-2　小腿的血管、神经

　　临床上静脉曲张就是因为小腿的穿静脉多于大腿,在静脉瓣发育不良或静脉管壁薄弱,以及各种原因引起的深静脉血流受阻时,使此部分静脉过度扩张,从而导致静脉瓣闭合不全、血液逆流淤积而引起下肢静脉曲张。常见病程发展过程一般先在大隐静脉主干发生,随后累及其属支及交通支,以小腿内侧及踝部最为明显。手术切除曲张的静脉时,应避免伤及伴行的皮神经。

　　2. 皮神经　主要有腓肠内、外侧皮神经。

　　(1)腓肠内侧皮神经:在腘窝处起自胫神经,在腓肠肌中间与小隐静脉伴行。行至小腿中份时,穿深筋膜浅出,多数与腓肠外侧皮神经发出的交通支吻合成腓肠神经。腓肠神经的分支分布于小腿后面下部皮肤,主干仍然伴小隐静脉下行,经外踝后方行向足背外侧缘,改名为足背外侧皮神经,分布于足背外侧缘和小趾外侧缘的皮肤。

　　(2)腓肠外侧皮神经:起自腓总神经,从腘窝外侧角穿出深筋膜,发出分支向下分布于小腿后外上部的皮肤,并发出1条交通支与腓肠内侧皮神经吻合。

　　（二）深层结构

　　小腿后区的深筋膜致密,与小腿后肌间隔、骨间膜及胫、腓骨,共同围成后骨筋膜鞘。鞘内容纳小腿后群肌,胫后动、静脉及胫神经等。

1. 深筋膜 与小腿后肌间隔、骨间膜、胫骨与腓骨的后面围成后骨筋膜鞘(图 9-2)。

2. 肌肉 小腿后骨筋膜鞘借小腿后筋膜分成浅、深两部。浅部容纳小腿后群肌浅层,其下方的腱性部合成跟腱。该部筋膜鞘向下逐渐缩窄,包绕跟腱及其深面的脂肪组织。深部容纳小腿后区血管神经束及小腿后群肌的深层。近腘窝处有腘肌,在小腿上份自外侧至内侧分别有胫骨后肌及趾长屈肌。在内踝后上方,趾长屈肌腱越过胫骨后肌腱的浅面斜向其外侧,两者形成"腱交叉"。

3. 血管和神经

(1) 胫后动脉:在腘肌下缘处由腘动脉发出后穿比目鱼肌腱弓,至小腿肌后群浅、深层之间下降,行至内踝后方,在屈肌支持带的深面分成足底内、外侧动脉进入足底。胫后动脉在内踝后方的一段比较表浅,可在体表摸到其搏动。

在离胫后动脉起点不远处,向外侧发一根较粗的腓动脉。

腓动脉先经胫骨后肌的前面斜向下外方,后沿腓骨内侧缘至长屈肌深面,在肌与腓骨之间下行到外踝后上方浅出,其分支参与内踝网和外踝网的构成。其沿途分支至小腿肌后群和外侧群诸肌,还发出腓骨滋养动脉。临床上常将腓动脉及腓骨滋养动脉作为腓骨移植的血管蒂。

(2) 胫后静脉:有 2 支,伴行于胫后动脉的两侧,其属支与动脉同名。

(3) 胫神经:为坐骨神经本干的直接延续,在腘窝处下行。与胫后动脉伴行,沿小腿后群肌浅、深层之间下行,至小腿下部走行在动脉外侧,到屈肌支持带深面分为足底内、外侧神经行向足底。该神经发出肌支分布于小腿后群肌;皮支为腓肠内侧皮神经,与小隐静脉上段伴行,分布于小腿内侧的皮肤;关节支分部于膝、踝关节。胫神经分支支配腓肠肌、比目鱼肌和跖肌。

三、胫骨与腓骨

(一) 胫骨

位于小腿内侧部,为小腿的主要负重骨,故比较粗壮,可分为一体和两端三个部分。

胫骨上端膨大,形成内侧髁和外侧髁。两髁上方有关节面,与股骨的内外侧髁对应关节。在外侧髁后下有一小关节面,与腓骨头相关节。在胫骨上端与胫骨体相移行处的前面,有一隆起,称胫骨粗隆,是髌韧带的附着处。

胫骨体成三棱柱形,其前缘明显,较锐利,直接位于皮下,可触及全长。

胫骨下端膨大,内侧隆凸,为内踝。外侧面有一三角形切迹,与腓骨相关节。下端的下面为一略呈四边形的关节面,与距骨相关节。

(二) 腓骨

位于小腿外侧部,细而长,可分为一体两端三个部分。

腓骨上端略膨大,为腓骨头,其内上面为关节面,与胫骨相关节。与体移行处变细,为腓骨颈。腓骨头浅居皮下,可触及,为重要的体表标志,中医学中很多穴位定位标志都有它的影子,如阳陵泉穴等。

腓骨干较细,内侧薄锐。

腓骨下端为外踝,内侧面有关节面,与距骨形成关节。

第二节　小腿手术入路

一、胫骨前外侧入路

(一) 适应证

此入路适用于胫骨干骨折切开复位内固定术、胫骨干肿瘤切除术以及胫骨骨髓炎清除术。

(二) 手术入路

1. 仰卧位　于小腿前面胫骨前缘做纵向或弧形切口(凸面朝外)(图 9-3)。

2. 切开皮肤、皮下,向两侧牵开,显露胫前肌筋膜(图 9-4)。

3. 于胫骨嵴外侧切开胫前肌筋膜,将胫前肌,趾长伸肌拉向外侧,可显露胫骨外侧面(图 9-5)。

4. 在行胫骨骨折切开复位钢板内固定术时,注意勿轻易将钢板置于胫骨内侧,以免内固定突出于皮下,导致不适或者局部皮肤坏死(图 9-6)。

二、腓骨外侧入路

(一) 适应证

此入路适用于腓骨干骨折切开复位内固定术、腓骨干肿瘤切除术、小腿骨筋膜室综合征切开减压术以及一段腓骨游离移植术。

(二) 手术入路

1. 仰卧位,沿腓骨外侧做纵向切口(图 9-7)。

2. 切开皮肤、皮下,显露深筋膜(图 9-8)。

3. 沿腓骨长肌后缘,将深筋膜切开,显露前方的腓骨长肌和后方的腓肠肌与比目鱼肌(图 9-9)。

4. 在显露腓骨上端时,在股二头肌腱后缘找到腓总神经,将腓骨长肌自腓骨上剥下,然后可牵拉腓总神经绕过腓骨头(图 9-10),在显露腓骨中部时,可将腓骨长短肌腱自腓骨上向后剥离,拉开,勿损伤腓浅神经(图 9-11)。

❓复习思考题

1. 腓骨颈骨折可能会损伤什么神经? 出现什么样的临床症状? 为什么?

2. 在显露腓骨上端的手术中,如何保护腓总神经?

3. 将一块厚的胫骨钢板放在胫骨内侧皮质合适吗? 为什么?

第十章 踝、足部手术入路

学习要点

踝管的形成及通过的内容及其临床意义;足背动脉的行程、分支,足底的血管和神经;踝关节前方入路途径;踝关节内侧入路途径;外踝入路途径;足背外侧入路途径;趾跖关节背侧及背内侧入路途径。

第一节 踝、足部基本结构

一、足关节

足部所包含的骨头有跗骨、跖骨、趾骨。

跗骨共7块,即距骨、跟骨、骰骨、足舟骨和三块楔骨。跖骨5块,由内侧向外侧为1~5跖骨。趾骨为14块,除踇趾骨为两块外,其余脚趾骨均为3块。

足关节包括踝关节、跗骨间关节、跗跖关节、跖骨间关节、跖趾关节、趾间关节。

(一)踝关节

踝关节又称距小腿关节。由胫骨、腓骨下端的关节面与距骨上部的关节面构成。关节囊前、后壁较薄,两侧有韧带加强。故踝关节可做背屈(伸)和跖屈(屈)运动。

由于距骨滑车的后部较窄,当跖屈时距骨滑车较窄的后部进入关节窝内,可有轻微的侧方运动,此时,距小腿关节松动而稳定性差,易扭伤,其中以足内翻扭伤居多,这也与外侧韧带比内侧韧带较松弛有关。

(二)跗骨间关节

跗骨间关节比较复杂,包括距跟关节、距跟舟关节、跟骰关节。跗骨间关节的主要作用就是可做足内翻(足底面朝向内侧)和足外翻(足底面朝向外侧)运动。

二、踝前区与足背

踝前区的上界平内、外踝基部的环行线,下界为内、外踝尖经踝关节前的连线。

足背的上界即踝前区之下界,两侧界为足内、外侧缘,远侧界为各趾根的连线。该区表面可见轮廓清晰的肌腱,由内侧至外侧分别为胫骨前肌腱、踇长伸肌腱及趾长伸肌腱。后两者间可扪及足背动脉的搏动。

(一)浅层结构

踝前区与足背的皮肤较薄,浅筋膜较疏松,缺少脂肪,故皮肤移动性大。浅静脉及皮神经等穿行于浅筋膜内,浅静脉有足背静脉弓及其属支,大、小隐静脉分别与此弓内、外侧端向后沿两侧缘相续,静脉弓横位于足背远侧。临床上下肢水肿时,以足背显现较早。

隐神经分布于足背内侧,而在外侧者为腓肠神经延续的足背外侧皮神经。两者之间的部分有腓浅神经至足背的皮支——足背内侧皮神经及足背中间皮神经。第1趾蹼及第1、2趾背相对缘的皮肤为腓深神经的皮支分布。

(二)深层结构

深筋膜于踝部前外侧面增厚形成支持带,有伸肌和腓骨肌的上、下支持带。它们各自向深部的骨面发出纤维隔,形成骨纤维性管,可约束肌腱,维持各肌腱位置,有利于各肌的运动。

1. **伸肌上支持带** 伸肌上支持带又称小腿横韧带,呈宽带状位于踝关节上方,由小腿下段前面的深筋膜增厚形成,内侧附着于胫骨前缘,外侧附着于腓骨前缘。深面有两个间隙,胫骨前肌腱、胫前血管和腓深神经通过内侧间隙,跗长伸肌腱、趾长伸肌腱和第3腓骨肌通过外侧间隙。

2. **伸肌下支持带** 伸肌下支持带又称小腿十字韧带,位于伸肌上支持带远侧的足背区,多呈横置的"Y"形,由邻接小腿部的足背深筋膜增厚形成,外侧部附着于跟骨前外部的上面;内侧部分为两束,上束附着于内踝,下束续于足底深筋膜(图10-1)。

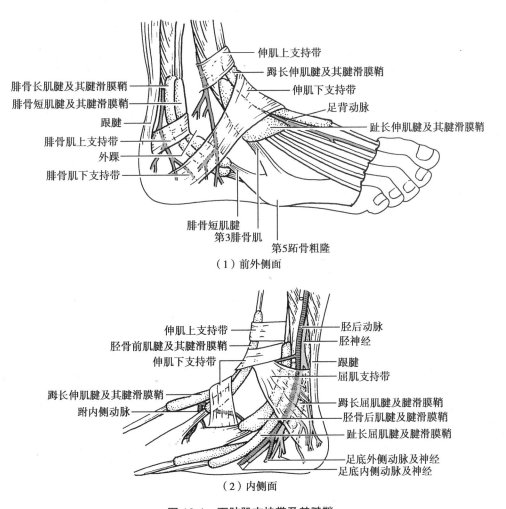

（1）前外侧面

（2）内侧面

图10-1 下肢肌支持带及其腱鞘

伸肌下支持带向深面发出纤维隔,形成 3 个骨纤维性管,有小腿前区诸多结构通过。其排列次序是:

(1) 内侧管:通过胫骨前肌腱及其腱鞘。

(2) 中间管:通过蹬长伸肌腱及其腱鞘、足背动脉和腓深神经。

(3) 外侧管:通过趾长伸肌腱及其腱鞘和第 3 腓骨肌腱。

3. 足背动脉 胫前动脉在踝关节支持带下缘中点续为足背动脉,通常在蹬长伸肌腱和趾长伸肌腱之间下行,位置表浅,易触及其波动。主干继续沿蹬短伸肌内缘和深面前行,达第 1 跖骨间隙的近侧,分为足底深动脉和第 1 跖背动脉。足底深动脉穿第 1 跖骨间隙入足底,参与组成足底弓。第 1 跖背动脉分支至第 1、2 趾相对缘的背面(图 10-2)。

足背动脉的分支有:

(1) 跗内侧动脉:为 1~3 支,较细小,由足背动脉起始部附近发出,沿足内侧缘走向足底,分布于附近足骨、足底和足内侧群肌。

(2) 跗外侧动脉:于距骨颈处起自足背动脉,向外侧行于足背,至第 5 跖骨底与弓状动脉吻合。

(3) 弓状动脉:其沿跖骨底行向外侧,发出第 2~4 跖背动脉,前行至各趾的基底部各分为 2 支趾背动脉,分布于第 2~5 趾背的相对缘。

(4) 足底深支:穿第 1 跖骨间隙至足底,与足底外侧动脉吻合,组成足底弓。

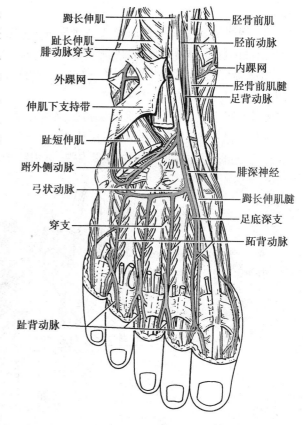

图 10-2 踝前区及足背

(5) 第 1 跖背动脉:自第 1 跖骨间隙的近端发出,分支至 1 趾背面两侧缘与第 2 趾背面内侧缘,为足背动脉主干的终末支。

4. 腓深神经 位于足背动脉内侧,行于伸肌下支持带深面及足背动脉内侧,于长、短伸肌腱之间下行,分为内、外两终支。内侧终支向远侧经背侧肌表面,分布于第 1 趾蹼及第 1、2 趾相对缘的皮肤;外侧支行于短伸肌深面,分布于足背肌、跗跖及跖趾关节。

5. 足背筋膜间隙及其内容 足背筋膜分为浅、深两层。浅层为伸肌下支持带的延续,附着于足两侧缘的骨膜上。深层又名骨间背侧筋膜,覆盖于骨间背侧肌的背面,并与跖骨骨膜相愈着。浅、深两层间围成足背筋膜间隙,内有趾长伸肌腱及腱鞘,趾短伸肌及腱,腓深神经的分支及足背动、静脉等通过(图 10-1)。

三、踝后区

踝后区的上界为内、外踝尖在后面的连线,下界即足跟下缘。此区正中的深面有跟腱,向下附着于跟骨结节,并与内、外踝之间各有一浅沟,内侧浅沟深层有小腿屈肌腱及小腿后区的血管、神经进入足底的通道;外侧浅沟深层小隐静脉和腓肠神经,它们的深面有腓骨长、短肌腱等穿行。

（一）浅层结构

踝后区上部的皮肤浅筋膜较疏松,移动性大,跟腱两侧脂肪多,足跟处的皮肤角化层较厚。在跟腱与皮肤之间有跟皮下囊,在跟腱止端与跟骨之间有跟腱囊。

（二）深层结构

1. 踝管及其内容　内踝后下方与跟骨内侧面之间踝后区的深筋膜增厚,形成屈肌支持带,又称分裂韧带,与内踝、跟骨内侧面之间共同构成踝管(图 10-3)。

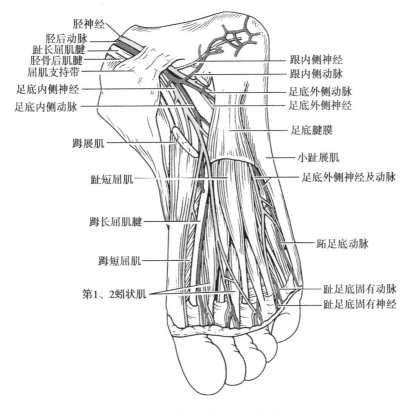

图 10-3　踝后区内侧面及足底

屈肌支持带向深部发出 3 个纤维隔,将踝管分成 4 个通道。其内容纳的结构由前向后依次有:

(1) 胫骨后肌腱腱鞘;

(2) 趾长屈肌腱;

(3) 胫后动、静脉及胫神经;

(4) 拇长屈肌腱。

上述各肌腱均被有腱鞘。踝管是小腿后区通向足底的重要路径。临床上小腿或足底感染时,可经踝管相互蔓延。踝后区的外伤、出血或肿胀均可压迫踝管的内容物,引起"踝管综合征"。

2. 腓骨肌上、下支持带　为外踝后下方的深筋膜增厚而成。上支持带位于踝关节的外侧面,附着于外踝后缘与跟骨外侧面上部之间,有固定腓骨长、短肌腱于外踝后下方的作用;下支持带位于跟骨外侧面,其前上方续于伸肌下支持带,后下端附着于跟骨外侧面的前部,限制腓骨长、短肌腱于跟骨的外侧面。两个肌腱穿经支持带深面时,有一个总腱鞘包绕。起于腓骨外侧面上 2/3 部的腓骨长肌向下形成一个细长的腱,经外踝后下方斜入足底,止于第1跖骨及内侧楔骨。腓骨长肌腱与胫骨前肌腱在足底共同形成"腱环",有维持足横弓及调节足内、外翻的作用。腓骨长肌收缩时,使足外翻、跖屈及足外展(图 10-4)。

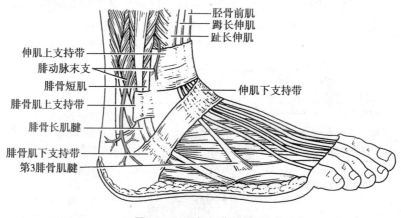

图 10-4　踝与足背外侧面

3. 内侧韧带　呈三角形,故又称三角韧带,位于踝关节内侧。起于内踝下缘,向下止于足舟骨、距骨和跟骨的前内侧面(图 10-5)。

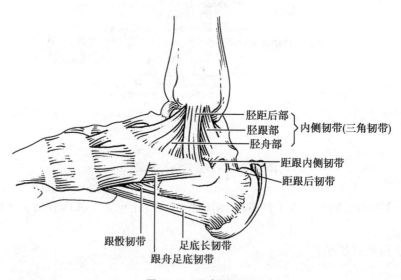

图 10-5　足内侧面观

4. 外侧韧带　位于踝关节外侧,由 3 条韧带组成:即距腓前韧带、距腓后韧带和跟腓韧带。距腓前韧带附着于外踝前缘与距骨前外侧面之间;距腓后韧带连于外踝后缘与距骨后突之间;跟腓韧带连于外踝尖与跟骨外侧面中部之间。因外侧韧带较内侧韧带薄弱,故损伤机会较多(图 10-6)。

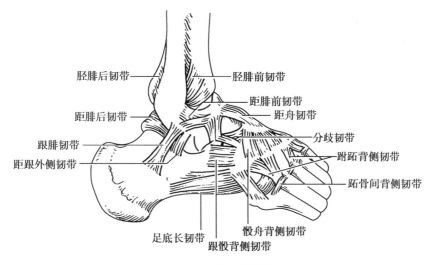

图 10-6　足外侧面观

四、足底

(一)浅层结构

皮肤、浅筋膜均致密坚厚,移动性差,以支持体重的3个支撑点(足跟、足外侧缘、踇趾基底部)最厚实,为因摩擦增厚而形成的胼胝。足底皮肤无毛,汗腺较多。浅筋膜中结缔组织致密成束,纵横交错,紧密连接于皮肤和深筋膜之间,结构之间夹有大量脂肪,形成纤维脂肪垫,有利于耐受足底的压力。

(二)深层结构

1. 深筋膜　分为内、中、外侧3部,其厚薄不同,之间被2个浅沟分开。内侧深筋膜较薄,覆盖展肌;外侧厚,覆盖小趾展肌;中间部最厚,坚强致密,称为跖腱膜(即足底腱膜),相当于手掌的掌腱膜,其呈长三角形,尖附着在跟骨结节,底向前分裂成5束至各趾的趾腱鞘,彼此之间有横纤维相连。深层覆于骨间肌的跖侧,又称骨间跖侧筋膜。

2. 足底肌　自足底腱膜内侧缘向深部发出2个肌间隔,分别附于第1、5跖骨,将足底分为内、中、外侧3个骨筋膜鞘,将足底肌容纳于内。足底肌可使足关节产生运动,并维持足弓的正常形态。

(1)内侧骨筋膜鞘:容纳踇展肌、踇短屈肌、踇长屈肌以及血管、神经。

(2)中间骨筋膜鞘:容纳趾短屈肌、足底方肌、踇收肌、趾长屈肌腱、蚓状肌、足底动脉弓及其分支、足底外侧神经及分支等。

(3)外侧骨筋膜鞘:容纳小趾展肌、小趾短屈肌及血管、神经。

足底的肌和肌腱由浅入深分4层:第1层为展肌、趾短屈肌和小趾展肌;第2层为长屈肌腱、趾长屈肌腱、足底方肌和蚓状肌;第3层为短屈肌、收肌和小趾短屈肌;第4层为骨间足底肌(3块)、骨间背侧肌(4块)、腓骨长肌腱和胫骨后肌腱。

3. 血管和神经

(1)足底内、外侧动脉:胫后动脉及胫神经经屈肌支持带深面穿踝管至足底,分为足底内、外侧动脉和足底内、外侧神经。足底内侧动脉较细,伴同名静脉和神经沿展肌与趾短屈肌之间的沟内前行,发出分支至足趾,营养足底内侧肌群和皮肤,末端与第1-3跖足底动脉吻合。足底外侧动脉较粗,伴同名静脉和神经沿足底方肌与趾短屈肌之间斜向外行,直至踇收肌斜头的深面,经第 1 跖骨间隙附近,与足底深动脉吻合形成足底弓,从足底弓发出 4 支跖足底动脉(趾足底总动脉),至跖趾关节附近每根动脉分为 2 支,趾足底固有动脉分布于各足趾。

(2) 足底内、外侧神经:伴行于足底内、外侧动脉。足底内侧神经肌支支配足底内侧肌群和关节。趾足底总神经发自足底内侧神经肌支,后又分出 2 支趾足底固有神经,分布于足底内侧半和内侧 3 个半趾足底面的皮肤。足底外侧神经皮支分布于足底外侧半和外侧 1 个半趾足底面的皮肤;肌支支配足底外部深层肌。

五、足弓

足弓是由跗骨与跖骨借韧带牵拉,在足底形成一个向上隆突的弓形。足弓可分为前后方向的内、外侧纵弓及内外侧方向的横弓。

(一) 内侧纵弓

内侧纵弓较高,由跟骨、距骨、足舟骨、第 1~3 楔骨和第 1~3 跖骨及其间的连结共同构成。主要由胫骨后肌腱、趾长屈肌腱、足底方肌、足底腱膜及跟舟足底韧带等结构所维持。

(二) 外侧纵弓

外侧纵弓较低,由跟骨、骰骨、第 4、5 跖骨及其间的连结共同构成。主要由腓骨长肌腱、足底长韧带及跟骰足底韧带等结构所维持。

(三) 横弓

横弓由骰骨、第 1~3 楔骨、第 1~5 跖骨的基底部及其间的连结共同构成,又可分为横弓前部及横弓后部。主要由腓骨长肌腱、胫骨前肌腱等结构所维持。

足弓是人体直立、行走及负重时的装置,其弹性能缓冲跳跃和行走时地面对身体所产生的震荡,同时还有保护足底血管、神经免受压迫的作用。当足弓的结构发育不良或受损,可引起足弓塌陷,导致扁平足。

第二节　踝、足部手术入路

踝关节位置虽表浅,但因两侧有内、外踝阻挡,关节周围有众多的肌腱及血管、神经通过,故采取各种手术入路均非十分理想,需要根据不同的情况进行选择,必要时可以行双切口进入。

一、踝关节前方入路

踝关节前方入路需要越过足部的血管和神经,但是能较好的显露踝关节和胫骨远端,同时体表标志较为明显,是踝关节复杂手术的良好选择。常见有前侧入路、前外侧入路和前内侧入路,在此重点说明前外侧入路和前侧入路。该入路需要切开伸肌支持带,术后需要进行缝合。

(一) 前外侧入路

可充分显露踝关节、距骨及大部分其他跗骨和跗骨间关节,避免损伤重要的神经、血管,被誉为足部及踝关节的"万能切口"。

1. 适应证　此入路适用于踝关节融合术;三关节融合术;距骨上、下关节(距骨小腿关节及距跟关节)融合术;距骨全切除术;Pilon 骨折切开复位内固定术。

2. 手术入路

(1) 仰卧位:同侧臀下垫一沙袋,内旋下肢,驱血后上充气止血带(图 10-7)。

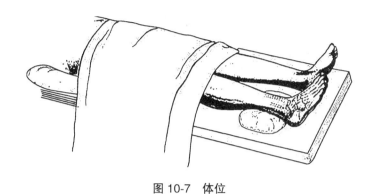

图 10-7　体位

(2) 切口:在踝关节的前外侧做 15cm 长的切口。切口起自踝关节近侧约 5cm,位于趾长伸肌腱外侧。向下,在外踝尖端内侧 2cm 处越过踝关节至足部,平行于第 4 跖骨,终止于第 5 跖骨底的内侧(图 10-8)。

(3) 浅层分离:沿皮肤切口切开筋膜,辨明并保护腓浅神经的背侧皮支(图 10-9)。切开伸肌上、下支持带,辨明第三腓骨肌和趾长伸肌。血管神经束位于趾长伸肌腱内侧(图 10-10)。

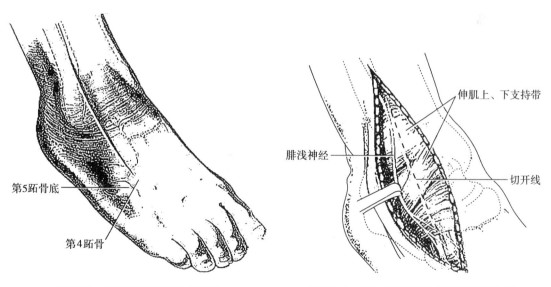

第5跖骨底

第4跖骨

图 10-8　踝关节前外侧入路切口

伸肌上、下支持带

腓浅神经

切开线

图 10-9　保护腓浅神经,显露伸肌支持带

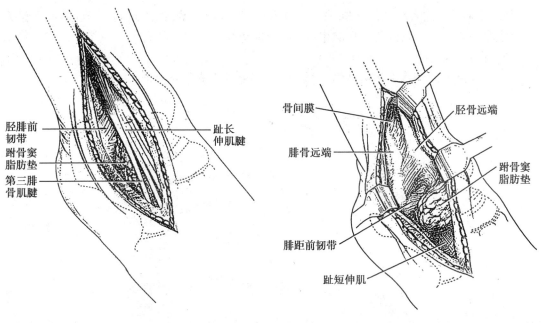

图 10-10 切开伸肌上、下支持带,显露第三腓骨肌和趾长伸肌

图 10-11 牵开伸趾肌腱和血管神经束,显露关节囊并寻找趾短伸肌的起点

(4) 深层分离:将伸肌和血管神经束向内侧牵开,显露胫骨远端的前面及踝关节囊前部(图 10-11)。于切口的远端,辨明趾短伸肌在跟骨上的起点,剥离,将其翻向外侧,显露跟骰关节和距舟关节背侧的关节囊。清除或游离并向下翻开跗骨窦内的脂肪垫,显露距跟关节(图 10-12)。切开所需显露关节的关节囊。将足强力跖屈并内翻可以张开关节间隙。

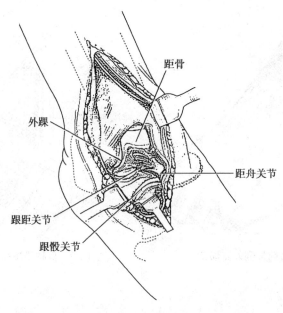

图 10-12 掀开趾短伸肌,显露跟骰关节和距舟关节,清除跗骨窦内的脂肪垫,显露距跟关节

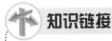

危 险 部 位

腓深神经和胫前动脉越过踝关节前方,剥离时需在骨膜下进行,以防止损伤。

手术扩大显露

可向近侧扩大,并沿皮肤切口切开深筋膜,显露小腿前骨筋膜鞘内的结构。

可向远侧扩大,切口在第4跖骨表面延长,即可以显露在皮下的跗跖关节。

Pilon 骨折

Pilon 骨折是指累及胫距关节面的胫骨远端骨折。一般是指胫骨远端 1/3 波及胫距关节面的骨折,常合并有腓骨下段骨折和严重软组织挫伤。损伤暴力较大,并发症多。一般需要手术治疗。在手术中单纯的一侧切口可能不能满足复位的要求,可以选择双侧切口进行。

(二) 前侧入路

1. 适应证 此入路适用于踝关节融合术;踝关节结核的病灶清除术;踝关节前部游离体摘除术;Pilon 骨折切开复位术。

2. 手术入路

(1) 仰卧位:同侧臀下垫沙袋,驱血后上充气止血带。

(2) 切口:在踝关节前方做一约 15cm 长的纵向切口,起自关节近侧约 10cm 处,向远侧在两踝连线的中点越过关节,终止于足背(图 10-13)。切口可向内微弯。

(3) 浅层分离:沿切口线切开小腿浅筋膜,寻找腓浅神经并将其向外侧牵开,结扎足背浅静脉。辨明胫前肌腱、趾长伸肌腱和血管神经束(图 10-14)。切开深筋膜及伸肌上、下支持带,自胫骨前肌和趾长伸肌之间的间隙进入,需找跛长伸肌腱。在跛长伸肌腱的内侧找出神

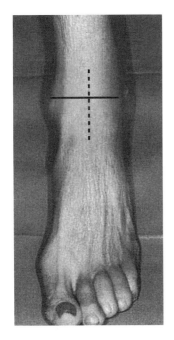

图 10-13 皮肤切口

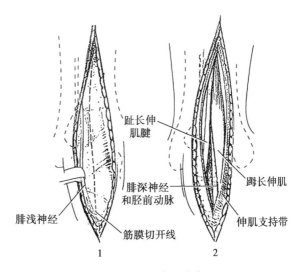

图 10-14 浅层分离

1. 寻找并保护腓浅神经;2. 切开筋膜,牵开胫骨前肌,显露跛长伸肌和趾长伸肌腱

经血管束(包括腓深神经、胫前动脉及其伴行的静脉)。将姆长伸肌腱连同血管神经束牵向内侧,趾长伸肌腱牵向外侧(图10-15)。

(4)深层分离:纵向切开其余软组织,显露胫骨远端的前面。继续向远侧暴露到踝关节,然后纵行切开踝关节前侧关节囊。剥离关节囊,显露踝关节(图10-15)。在剥离显露踝关节内侧时,注意不要损伤足底动脉、神经和胫骨后肌腱、趾长屈肌腱和姆长屈肌腱。

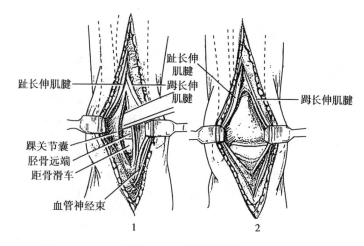

图 10-15 显露踝关节
1. 牵开姆长伸肌和趾长伸肌腱;2. 切开并剥离关节囊

 知识链接

危 险 部 位

1. 神经 腓浅神经的皮支位于皮下,邻近切口,在切开皮肤时切勿损伤。腓深神经在浅层分离过程中必须辨明并予妥善保护。

2. 血管 胫前动脉在做皮肤切口和浅层分离过程中必须辨清并予妥善保护。手术中可利用胫骨前肌与姆长伸肌间的界面进行判明并将其妥善保护。

手术扩大显露

一般不需扩大显露,但可向近侧延伸显露前侧骨筋膜鞘内的结构(图10-16)。

也可以切断胫腓侧副韧带,以更好显露踝关节的内外侧。

踝关节前方入路还有前内侧入路,该入路适用于胫骨内侧钢板的放置。切口位于胫前肌腱和内踝之间,切开筋膜,寻找并保护隐神经后,将胫前肌腱牵向前外侧,将踝部即可显露内踝。术中注意不要损伤大隐静脉。

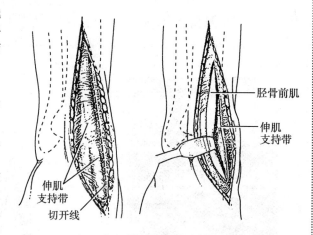

图 10-16 切口向近侧延长,牵开胫骨前肌,显露胫骨远端

二、踝关节内侧入路

(一)适应证

此入路适用于关节融合术、内踝骨折切开复位术、踝关节剥脱性骨软骨碎片或游离体摘除术、三角韧带修补术。

(二)手术入路

1. 仰卧位 患肢自然外旋位,驱血后上充气止血带。

2. 切口 在踝关节内侧以内踝尖端为中心做10cm长的纵向切口。切口起自胫骨内侧面,向下至内踝后侧,弧形转向足中部内侧(图10-17)。

3. 浅层分离 沿皮肤切口将皮瓣游离,寻找位于内踝前方的大隐静脉及隐神经,并向前方牵开保护(图10-18)。

4. 深层分离 剥开内踝与胫骨干连接处的软组织,切开关节囊前部,并在骨面上将其向两侧剥离。寻找到胫后肌腱,将其牵向后侧以显露内踝后面(图10-19)。切开屈肌支持带,可见三角韧带。术中注意保护三角韧带,如有损伤需要进行缝合。

术中可将内踝截断翻开,显露距骨关节面(图10-20)。

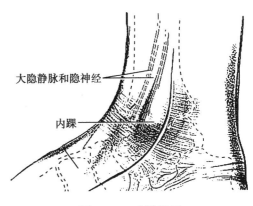

图 10-17 皮肤切口

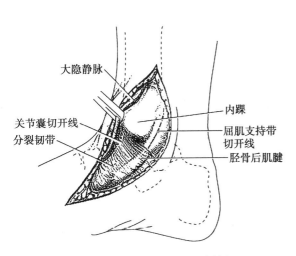

图 10-18 牵开大隐静脉和隐神经

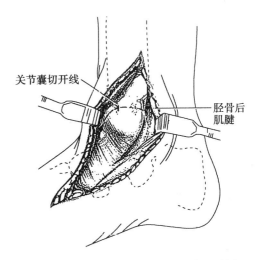

图 10-19 寻找到胫后肌腱,将其牵向后侧

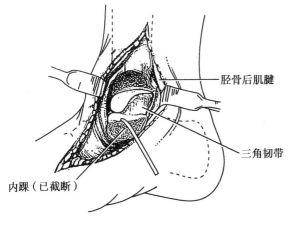

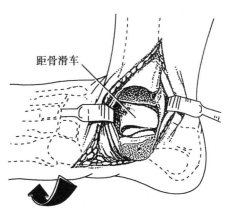

图 10-20 截断内踝,显露距骨

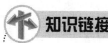

知识链接

危 险 部 位

1. 神经血管　隐神经和大隐静脉位于内踝前方,在皮肤切口和浅层分离时需要注意保护。胫后动静脉和神经在牵拉胫后肌腱时需注意防止损伤。

2. 肌腱　胫后肌肌腱、姆长屈肌腱和趾长屈肌腱位于踝关节后侧,在截骨时需要注意保护。

踝关节内侧切口还可以进行变动,根据是否需要显露踝关节前侧和松解踝管,决定切口稍偏前或是偏后。胫后动静脉和神经位于趾长屈肌腱后方,因此操作时应注意在该肌腱前方进行。此外,术中注意不要过度游离皮瓣,否则有坏死的危险。

三、外踝入路

(一) 适应证

此入路适用于外踝骨折的切开复位内固定术。

(二) 手术入路

1. 仰卧位　患侧臀后垫沙袋,内旋下肢,驱血后上充气止血带;侧卧位,患肢在下,驱血后上充气止血带(图10-21)。

2. 切口　沿腓骨后缘向远端做10~15cm 的直切口,然后转向前方,至外踝尖端之下(图10-22)。

3. 浅层分离　沿皮肤切开游离皮瓣,并将其掀起。注意不要损伤腓肠神经和小隐静脉。

4. 深层分离　纵行切开腓骨骨膜,行骨膜下剥离,显露骨折部位(图10-22)。

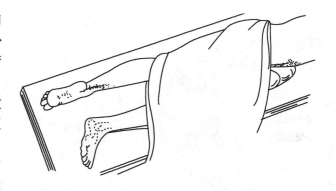

图 10-21　体位

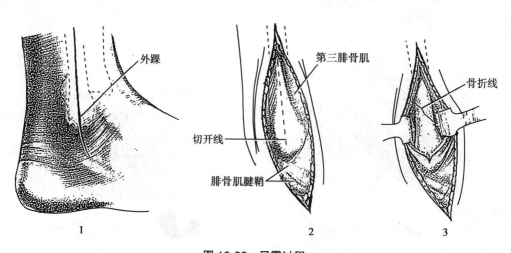

图 10-22　显露过程

1.皮肤切口;2.游离皮瓣,直接切直骨面;3.剥开骨膜,显露骨折线

四、足背外侧入路

(一)适应证

足背外侧入路(Ollier 入路)适用于足踝部各个关节的融合术。

(二)手术入路

1. 仰卧位　患侧臀后置沙袋,内旋下肢,驱血后上充气止血带。

2. 切口　弧形切口,起自距跟舟关节表面,向后外,止于外踝下方 2cm 处(图 10-23)。

3. 浅层分离　沿皮肤切口切开并游离皮瓣,结扎越过手术野的所有静脉(图 10-24)。沿皮肤切口切开深筋膜(图 10-25),将第三腓骨肌腱和趾长伸肌腱向内侧牵开(图 10-26)。注意不要切开腱鞘。

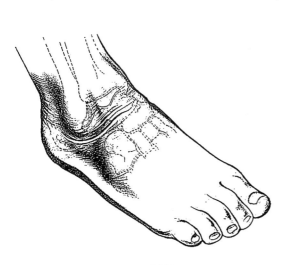

图 10-23　皮肤切口

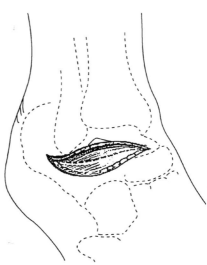

图 10-24　游离皮瓣并结扎静脉

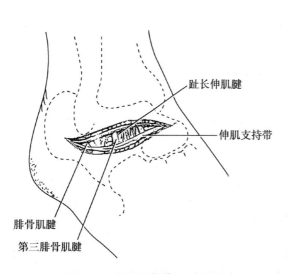

图 10-25 切开深筋膜,显露肌腱

趾长伸肌腱
伸肌支持带
腓骨肌腱
第三腓骨肌腱

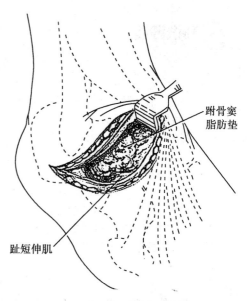

图 10-26 牵开第三腓骨肌腱和趾长伸肌腱,
显出趾短伸肌

跗骨窦脂肪垫
趾短伸肌

4. 深层分离 分离跗骨窦内的脂肪垫,显露其下的趾短伸肌的起端。切下该肌起始端,并将其翻向远侧(图 10-27),显露距跟舟关节囊背侧部以及跟骰关节囊背侧部,切开关节囊,并强力内翻从而牵开相应的关节(图 10-28)。切开腓骨肌支持带,将腓骨肌腱翻向前方(图 10-29)。显露并切开距跟后关节的关节囊。内翻足跟张开关节。术后需要缝合支持带。

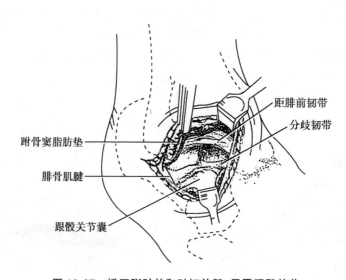

跗骨窦脂肪垫
腓骨肌腱
跟骰关节囊
距腓前韧带
分歧韧带

图 10-27 掀开脂肪垫和趾短伸肌,显露跟骰关节

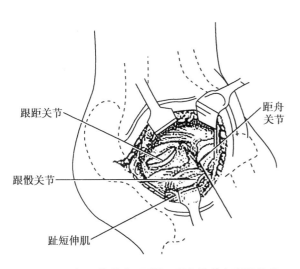

图 10-28　切开关节囊,显露距跟舟关节和跟骰关节

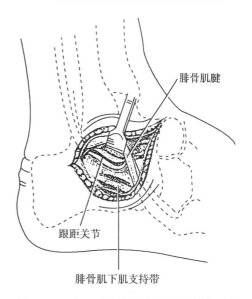

图 10-29　切开腓骨肌支持带,将腓骨肌腱翻向前方,显露距跟后关节的关节囊

 知识链接

危 险 部 位

皮瓣坏死是最危险的。皮肤切口转角不要形成锐角,游离皮瓣时不要过薄。

手术扩大显露

向近侧扩大时,可将切口沿腓骨后缘转弯而延长。从腓骨肌与屈肌群之间找出界面,可显露腓骨的全长。也可向后侧和向近侧延长而到达跟腱。

五、踇趾跖趾关节背侧及背内侧入路

(一) 适应证

此入路适用于跖骨头切除术、近节趾骨近侧部切除术、跖骨外生骨赘切除术、跖骨远段截骨术、踇外翻的软组织矫正手术、跖趾关节融合术、跖趾关节的人工关节置换术。

(二) 手术入路

1. 仰卧位　驱血后上充气止血带。

2. 切口

(1) 背内侧切口:背内侧切口是最常用的切口,但可能导致切口不愈合。起自近侧趾间关节稍近侧,弧形越过跖趾关节背侧;在踇长伸肌腱的内侧沿第 1 跖骨干的内侧弯向足背侧,止于离跖趾关节约 2~3cm 处(图 10-30)。

(2) 背侧切口:自趾间关节近侧,平行于踇长伸

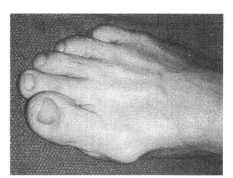

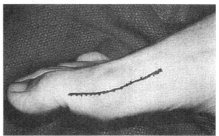

图 10-30　背内侧切口

93

肌腱的内侧。切口向近侧延伸,止于跖趾关节近侧约 2~3cm 处(图 10-31)。

3. 分离

(1) 背内侧切口:沿皮肤切口切开深筋膜,直至跖趾关节背内面。显露足背内侧皮神经的趾背支,将其与皮瓣一并牵向外侧。在关节囊上做一"U"形切口,让关节囊连于近节趾骨的近端(图 10-32)。

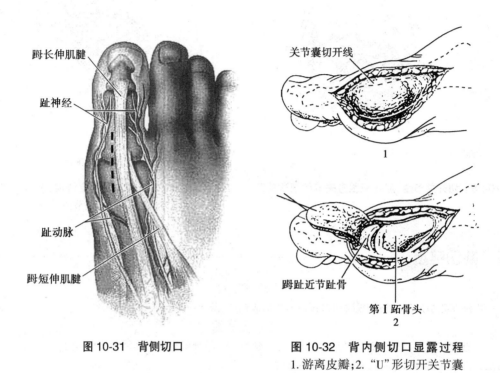

图 10-31　背侧切口

图 10-32　背内侧切口显露过程
1.游离皮瓣;2."U"形切开关节囊

(2) 背侧切口:沿皮肤切口线切开深筋膜,将姆长伸肌腱牵向外侧,显露跖趾关节背侧。切开背侧关节囊,即可进入关节(图 10-33)。

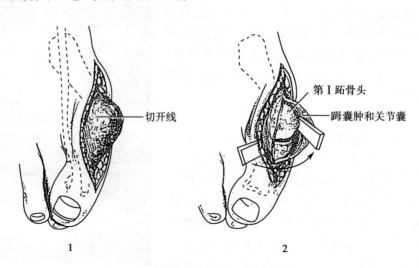

图 10-33　背侧切口显露过程
1.游离皮瓣;2.切开关节囊

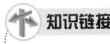

危 险 部 位

1. 肌腱　在踇囊炎患者中,踇长伸肌腱跨越跖趾关节,分离时需注意。踇长屈肌腱在剥离近节趾骨底部时易受损伤。

2. 神经　趾背神经位于切口下方,需注意保护。

3. 跖骨骨膜　切勿完全剥离以防止跖骨缺血坏死。

手术扩大显露

可向近侧延伸而到达跖骨干。

踇外翻又称为"大脚骨"或"大觚拐"。常有第一跖骨内翻,籽骨外移,扁平足,横弓塌陷,第一跖骨头内侧骨突及囊炎,第二、三跖骨头下方胼胝,第二趾重叠或锤状趾及趾背胼胝等一系列表现。无症状者不需处理。常见手术方式有踇囊切除术、踇收肌腱切断或移植术、内侧关节囊腱膜瓣紧缩术、第一骨颈嵌插截骨术和人工关节置换术等。

复习思考题

1. 说明踝管组成和经过踝管的结构。

2. 踝关节的万能入路是哪个? 如何选择切口位置? 浅层分离时需要注意的重要组织是什么?

3. 踝关节内侧入路的适应证是什么?

4. 当内踝和外踝同时需要切开复位内固定时有哪些切口可以进行选择?

5. 外翻选择背内侧切口,在切开关节囊时需要注意什么?

第十一章 脊柱手术入路

 学习要点

脊柱形态结构;颈椎前侧入路途径;胸腰联合侧前方入路途径;腰椎后侧入路途径。

第一节 脊柱的基本结构

一、概述

脊柱是由椎骨借椎间盘、椎间关节和韧带等连结构成的复杂结构,上端承托颅骨,两侧附连上肢骨,并参与构成胸、腹、盆腔。具有支撑、平衡和传导头、躯干及上肢的重量及附加重力,吸收作用于脊柱的应力、震荡,保护脊髓及胸、腹、盆腔的脏器,完成屈伸、侧屈和旋转运动等多种功能。

脊柱共有 24 块椎骨(颈椎 7 块、胸椎 12 块、腰椎 5 块),1 块骶骨和 1 块尾骨。除第 1、2 颈椎,骶骨及尾骨外,其余各椎骨的形态大致相似,均可分为椎体、椎弓和由后者伸出的突起三部分。但颈椎、胸椎和腰椎各有不同的形态特点(图 11-1)。

二、椎骨的一般形态

(一)椎体

椎体一般呈扁圆柱形,前面圆突,后面微凸,中央有 1~2 个滋养孔通过。由颈椎向下椎体体积逐渐增大。

(二)椎弓

椎弓呈半环形,与椎体后面围成椎孔。椎弓前部窄细围成椎弓根,向前连接椎体后外侧,相邻椎弓根围成椎间孔;椎弓后部宽扁为椎弓板。相邻椎弓板之间连有黄韧带。

(三)突起

约在椎弓根、板结合部,向上下及两侧伸出成对的上、下关节突及横突,椎弓板于后中线左右融合并向后突出形成棘突。

1. 关节突 每个椎骨均有上、下两对关节突,位于椎弓根、板的移行处。相邻椎骨的上、下关节突构成联合关节(椎间关节)。上下关节突之间的部分称为峡部。

2. 横突 横突排列于椎骨两侧,为颈、背、腰部肌肉、筋膜和韧带的重要附着点。

3. 棘突 棘突为左右椎板在后中线的融合处伸向后方的骨性突起。除第 1 颈椎无棘突外,所有椎骨的棘突与骶中嵴纵列于后中线上。

(四)椎间孔

主要由相邻椎弓根(上下)切迹围成,左右对称。其前壁为椎体后面及椎间盘,上下壁为

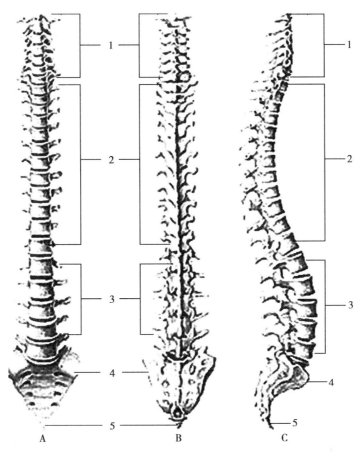

图 11-1 脊柱全面观

A. 前面观；B. 后面观；C. 侧面观

1. 颈椎；2. 胸椎；3. 腰椎；4. 骶骨；5. 尾骨

椎弓根切迹，后壁为相邻椎骨的椎间关节、关节囊及韧带。脊神经、脊膜支及血管、淋巴管等通过于孔中。

（五）椎孔

由椎体后缘和椎弓围成，所有椎孔贯通形成椎管，容纳脊髓。

 知识链接

　　椎管各段横断面的形态各异，颈段为三角形，胸段为近圆形，腰段为卵圆形或三角形，骶段为扁圆形。椎管各段的内径不一，颈、胸段椎管狭小，其病变容易损伤脊髓，而腰段椎管相对宽大，且内容主要为马尾神经，故不易受损伤。

三、椎骨间的连结

椎骨间的连结（图 11-2）

（一）椎间关节

椎间关节属滑膜关节，由成对的上位椎骨下位关节突与下位椎骨上关节突构成。

（二）椎骨的韧带

1. 前纵韧带　位于椎体的前面,上起颅底,下至骶骨前面。借纤维维束紧密附着于椎体的边缘,但与椎间盘连结疏松。韧带宽、厚而坚韧。

2. 后纵韧带　位于椎管内纵行于椎体的后面,上起枢椎体,下止骶管前壁,附着于椎体后面和椎间盘后缘。韧带较窄。

3. 黄韧带　位于相邻椎板之间,左右对称,由上而下逐渐加厚。上面附着于上位椎板下缘的前面,下面附着于下位椎板上缘的后面。

4. 棘上韧带　上至第 7 颈椎棘突,下至胸椎棘突尖端至骶中嵴的一条索状韧带。该韧带以腰椎部较发达。在中线两侧黄韧带之间有一缝隙。

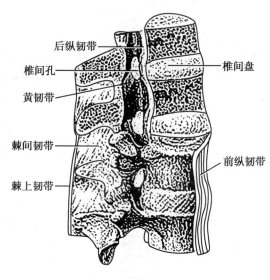

图 11-2　椎骨间连结

5. 项韧带　棘上韧带向上附着于全部颈椎棘突尖端,止于枕外隆凸和枕外嵴。

6. 横突间韧带与棘突间的韧带　为胶原纤维构成的短小韧带,分别位于相邻横突和棘突之间,一般颈椎部缺如,胸椎部如细索状,腰椎部宽厚成膜状。

（三）椎间盘

椎间盘为连结相邻椎体(第 2 颈椎至第 1 骶椎)之间的纤维软骨,计 23 个。每个椎间盘均由软骨板(上下)、纤维环(周围)及髓核(内部)三部分构成。

四、椎骨的血液供应

（一）椎骨的动脉

椎骨的动脉(图 11-3)主要由邻近的椎动脉、肋间的后动脉、腰动脉及骶外侧动脉等供应。营养椎骨的动脉,一般分为前支和后支。前支布于椎体前外侧面、前纵韧带、椎弓及突起等;后支经椎间孔入椎管,分支营养椎体后面、后纵韧带、椎弓及黄韧带等。分布于椎管内、外的动脉支,相互吻合成椎管内、外动脉网。

（二）椎骨的静脉

椎骨的静脉(图 11-4)分布于椎管内、外面,其属支分别形成椎内静脉丛和椎外静脉丛。

1. 椎内静脉丛　位于椎管的硬膜外腔内,接受椎骨、脊髓及其被膜的静脉属支,分为前、后两组垂直排列于椎管内面。前组(两条)纵行于椎体、椎间盘的后面及后纵韧带的两侧,间有横支相连接;后组(两条)纵行于椎弓、黄韧带的前面,并有小支与椎外静脉后丛交通。

2. 椎外静脉丛　椎外静脉丛位于椎管外或椎骨周围,以横突为分界分为前、后两丛。前丛位于椎体前面,接受椎体静脉属支;后丛位于椎板后面及突起的周围,接受椎弓及突起部分的静脉属支。

五、颈胸腰段脊柱的特点

（一）颈椎

颈椎共有 7 个,颈椎向前突起(图 11-5)。

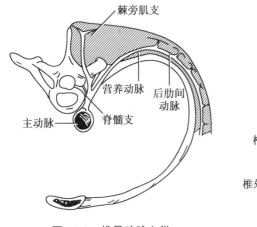

图 11-3 椎骨动脉血供

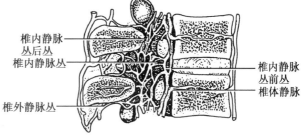

图 11-4 椎静脉丛

1. 椎骨

（1）椎体：颈 1~2 椎骨形态特殊,分别称为寰椎和枢椎。其余椎骨的椎体呈扁圆柱形,前面圆突,后面扁平,由上至下体积逐渐增大。第 3~7 颈椎体上面侧方有嵴样隆起称钩突,呈矢状位,与上位椎体下面侧方的斜坡构成钩椎关节。钩突前外侧毗邻椎动、静脉及缠绕椎动脉周围的交感神经丛;后外侧参与构成椎间孔前壁,毗邻颈神经根及根动脉;内侧为椎间盘（图 11-6）。

（2）椎弓：椎弓根较细,椎板窄长,较薄（图 11-6）。

（3）突起：见图 11-6。

1）关节突：呈短柱状,位于横突后,上关节面近似水平位,朝向上后方。

2）横突：短而宽、较小,向外并稍向前下。第 1~6 颈椎横突中部有横突孔,内有椎动、静脉及交感神经丛通过。横突上面的后方有脊神经沟,有颈神经通过。

3）棘突：第 1 颈椎无棘突,第 2~6 颈椎棘突较短,末端分叉,平伸向后。第 2 颈椎棘突较宽大,第 7 颈椎棘突较长称隆椎。

（4）椎孔：呈三角形,横径大于矢状径。

（5）特殊颈椎

1）寰椎（第 1 颈椎）：呈环形,由前弓、后弓及连结二弓之间的两个侧块构成。无椎体及关节突。前弓较短,其后面正中有关节面,称齿突凹,与第 2 颈椎的齿突相关节;后弓较长,其上面前部有一浅沟（椎动脉沟）,容同名动脉通过;侧块位于两侧,借上、下关节面分别与枕骨髁及枢椎关节面相关节（图 11-7）。

2）枢椎（第 2 颈椎）：其形态特征为椎体向上伸出一

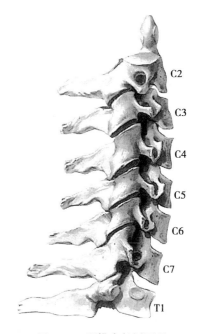

图 11-5 颈椎全长侧面观

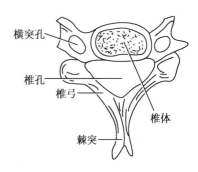

图 11-6 一般颈椎椎骨

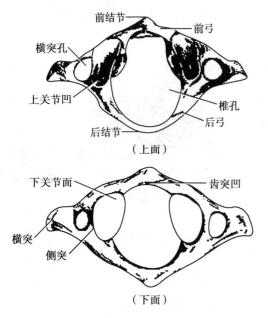

图 11-7　寰椎上面观和下面观

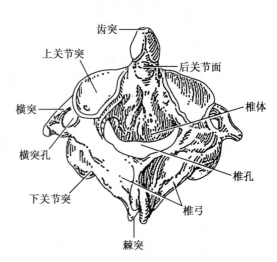

图 11-8　枢椎

齿突。齿突借前、后关节面,分别与寰椎的齿凹及寰椎横韧带相关节(图 11-8)。

2. 颈椎关节

(1) 寰枢椎关节:是由寰椎前弓后面和枢椎齿突前面组成的关节以及两侧寰枢椎关节突之间的关节共同构成(图 11-9)。寰枢椎关节通过以下结构稳定(图 11-10)。

1) 关节囊:连接与寰椎侧块边缘与枢椎的后关节面。

2) 前后寰枢韧带:分别位于寰椎前弓和后弓下缘至枢椎椎板。

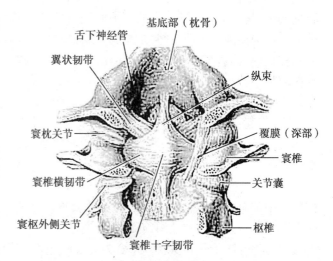

图 11-9　寰枢椎关节和寰枕关节

3) 寰椎十字韧带:位于齿突后方,呈十字交叉形态,分为横部与直部。

4) 翼状韧带:位于齿突上外侧面与两侧枕骨髁之间。

5) 齿突尖韧带:位于寰椎十字韧带深面,连于齿突尖和枕骨大孔前正中缘。

(2) 寰枕关节:是由寰椎侧块上面的上关节面和枕骨髁形成。借助关节囊、寰枕前后膜稳定。

(3) 钩椎关节(Luschka 关节):由下位颈椎的钩突与上位颈椎椎体下面侧面的斜坡组成,借助关节囊稳定(图 11-11)。

3. 项韧带　由棘上韧带在颈 7 棘突向上移行而成,止于枕外隆凸和枕外嵴(图 11-12)。

4. 椎间盘　有 6 个椎间盘,颈 1~2 之间缺如。椎间盘前缘高于后缘。髓核位于椎间盘中部稍偏前,周围环绕纤维环(图 11-12)。

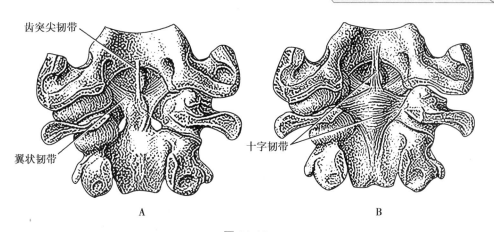

图 11-10

A. 翼状韧带和齿突尖韧带；B. 十字韧带

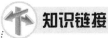知识链接

　　颈动总脉和颈外动脉的投影。如自胸锁关节向上画一线至耳垂,在甲状软骨上缘平面下之一段代表颈总动脉的行径,其上段则代表颈外动脉的行径。

(二) 胸椎

　　胸椎共有 12 个,向后凸起(图 11-13),与胸骨和肋骨共同组成胸廓(图 11-14)。

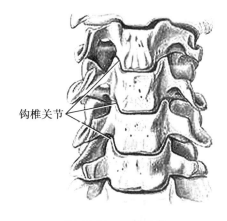

图 11-11　钩椎关节

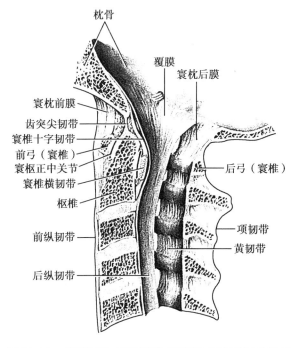

图 11-12　前纵韧带、后纵韧带、黄韧带、项韧带和椎间盘

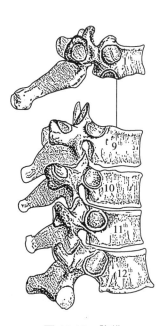

图 11-13　胸椎

1. 椎骨

（1）椎体：胸椎椎体切面呈心形，椎体后部有1~2对肋凹，可与肋骨小头相关节。椎体后缘较前缘更厚（图11-15）。

（2）椎弓：椎弓根短细（图11-15）。

（3）突起（图11-15）

1）关节突：上关节突近似额状位，薄板状，关节面平坦，向后外方。下关节突呈卵圆形，稍凹陷，向前下方。

2）横突：短而粗，呈圆柱状，朝向后外方，上有肋凹。横突自上而下逐渐变小。

3）棘突：细长，朝向后下方，呈叠瓦状。

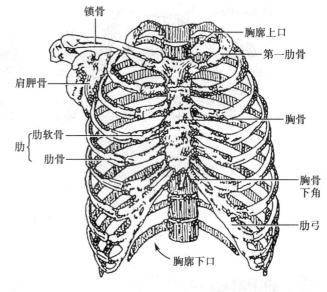

图 11-14 胸廓

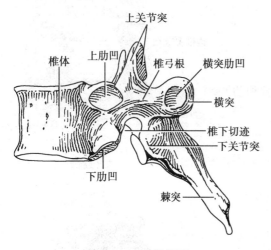

图 11-15 胸椎侧面

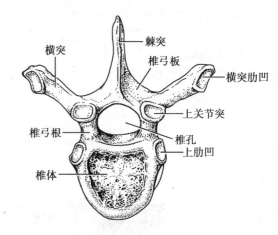

图 11-16 胸椎上面观

（4）椎孔：呈圆形，较小（图11-16）。

2. 胸椎的关节 见图11-17。

（1）肋头关节：是由肋骨头与相应胸椎椎体两侧的肋凹相关节形成，依靠关节囊维持稳定。

（2）肋横突关节：是由肋结节与相应胸椎横突的肋凹相关节形成，依靠关节囊维持稳定。

（三）腰椎

腰椎见图11-18。

1. 椎骨 共有5个，向前凸（图11-19）。

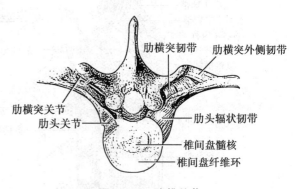

图 11-17 胸椎关节

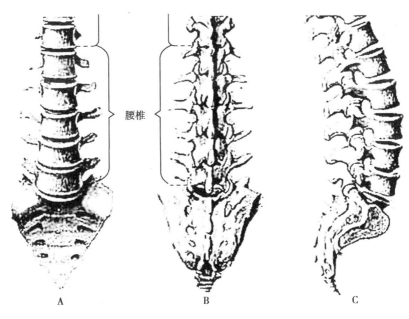

图 11-18　腰椎
A.前面观;B.后面观;C.侧面观

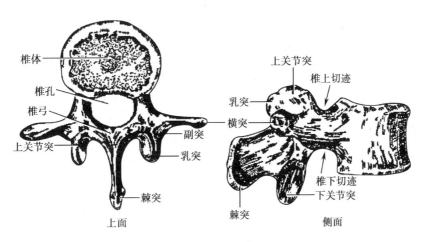

图 11-19　腰椎椎骨

（1）椎体:在椎骨中体积最大,呈肾形。

（2）椎弓:椎板较厚,向后下倾斜。椎弓根向后外。

（3）突起

1）关节突:呈矢状位,自上而下逐渐变为斜位,腰 5 几乎呈冠状位。在上关节突后缘有一卵圆形乳突。

2）横突:短而扁,第 3 腰椎横突最长。腰椎横突根部后下方有一小结节状的副突,可与上关节突的乳突之间可形成沟、管、孔,通行脊神经后内侧支。

3）棘突:呈长方形骨板,水平状向后,末端膨大。

（4）椎孔:卵圆形或三角形,较大。

2. 腰椎的关节和连结　腰椎的关节为椎间关节,主要的韧带有棘上韧带、棘间韧带、黄韧带、前纵韧带和后纵韧带,腰椎的椎间盘相对较厚。

103

六、颈前部软组织

（一）分区

颈前部可分为颈动脉三角、颌下部和肌三角，以颈动脉三角为重要。它的后下界为胸锁乳突肌，上界为二腹肌后腹和茎突舌骨肌，下前界为肩胛舌骨肌前腹，其内含有颈总动脉上段及其分支、颈内静脉、迷走神经和舌下神经等（图11-20）。

（二）筋膜

1. 浅筋膜 内含浅部血管神经。在其后上部有颈阔肌（图11-21），受面部神经支配。

2. 深筋膜 除颈部浅层的神经血管和颈阔肌由颈浅筋膜包裹外，所有颈部的软组织均为其包裹。深筋膜的最外层为封套层，它上附着于下颌骨下缘，并在下颌角后走行，包裹腮腺，后附着于颧弓、乳突、上项线和枕外隆凸，其后方则附着于诸颈椎棘突（图11-22）。

颈深筋膜的深面发出甚多筋膜隔，主要有椎前筋膜、气管前筋膜、颈血管鞘。椎前筋膜在咽和食管的后方，覆盖椎前肌和前纵韧带。气管前筋膜在气管和舌骨下肌群之前。此筋膜在颈根部有许多纤维性扩张部覆于大血管干上，使血管保持开放状态。颈血管鞘包裹颈总动脉、颈内动脉和迷走神经，此鞘后有交感干，前壁有舌下神经降支。

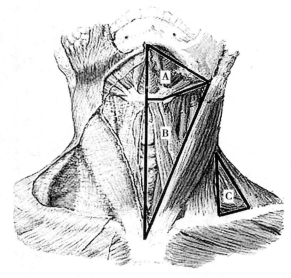

图 11-20 颈部分区
A.颌下部；B.颈动脉三角；C.颈根部

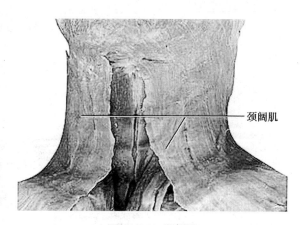

图 11-21 颈阔肌

（三）皮神经

全为颈丛分支，均由胸锁乳突肌后缘中点穿出。重要的分支有枕小神经、耳大神经、颈皮神经和锁骨上神经（图11-23）。

（四）颈部血管

1. 颈外静脉 位于下颌角的下后方，即胸锁乳突肌的外侧面，由面后静脉后支和耳后静脉合并而成，下行在锁骨内、中 1/3 交点处，注入锁骨下静脉近锁骨处或静脉角。通常在施行颈部手术时多需结扎（图11-24）。

2. 颈内静脉 从颅底颈静脉孔穿出，在胸锁乳突肌深面下行，至颈根部与锁骨下静脉汇合。

3. 锁骨下静脉 是腋静脉的延续，在锁骨下动脉下方，行至颈根部前斜角内缘与颈内静脉汇合。

4. 动脉 颈部的动脉主干为颈总动脉和锁骨下动脉。

（1）颈总动脉及其分支：见图11-25。

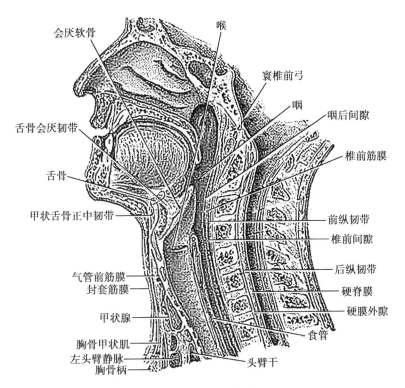

会厌软骨

喉

寰椎前弓

咽

咽后间隙

舌骨会厌韧带

椎前筋膜

舌骨

甲状舌骨正中韧带

前纵韧带

椎前间隙

后纵韧带

气管前筋膜

封套筋膜

硬脊膜

甲状腺

硬膜外隙

胸骨甲状肌

食管

左头臂静脉

胸骨柄

头臂干

图 11-22 颈深筋膜

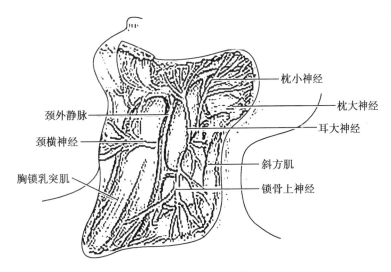

枕小神经

枕大神经

颈外静脉

耳大神经

颈横神经

斜方肌

胸锁乳突肌

锁骨上神经

图 11-23 颈部皮神经

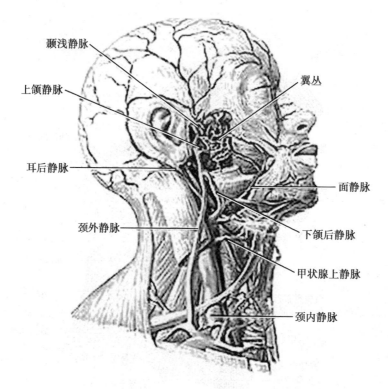

颞浅静脉

上颌静脉

翼丛

耳后静脉

面静脉

颈外静脉

下颌后静脉

甲状腺上静脉

颈内静脉

图 11-24 头颈部静脉

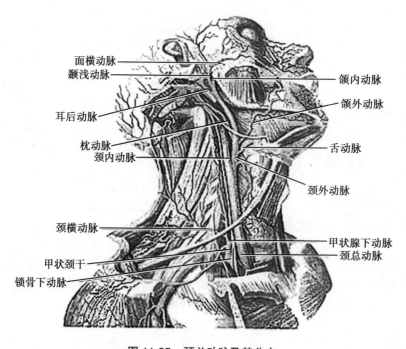

面横动脉

颞浅动脉

颌内动脉

颌外动脉

耳后动脉

枕动脉

颈内动脉

舌动脉

颈外动脉

颈横动脉

甲状腺下动脉

甲状颈干

颈总动脉

锁骨下动脉

图 11-25 颈总动脉及其分支

1）颈总动脉：由胸锁关节之后入颈，在胸锁乳突肌前缘向上而微后行,全长与颈内静脉和迷走神经同居于颈血管鞘内,静脉在动脉之外,迷走神经则介于两者之间,并居于较后平面。右颈总动脉可缺如。颈动脉在肩胛舌骨肌以下部分与颈根部的大静脉干密切相关,是外科的一个危险部位。于甲状软骨上缘分成颈内、颈外动脉。

2）颈外动脉：在下颌角处向上穿过腮腺后内侧面,在下颌颈处分为颞浅与上颌动脉二末支。在手术时,为避免出血过多,可以先结扎颈外动脉。颈外动脉在颈部共有 6 个分支,由前侧发出者由下至上有甲状腺上动脉、舌动脉和面部动脉;由后侧发出者,由下至上有枕动脉和耳后动脉;由内侧发出者有咽升动脉。

3）颈内动脉：位于颈外动脉的外后,但向上转至颈外动脉的内侧,贴咽侧壁走行,最后上行经颞骨岩部之颈动脉管而入颅内。颈内动脉供应脑血运约占 3/5。全程均与颈内静脉偕行,在颈部并无分支。

（2）锁骨下动脉及重要分支：见图 11-26。

1）锁骨下动脉：右侧起于头臂干,左侧起自主动脉弓。弯行向外,凸度向上,在颈根部有一弯曲,顶端在锁骨上方。锁骨下动脉可以分为三段。

2）椎动脉：起于锁骨下动脉后上部,正对前斜角肌和颈长肌外缘之间的间隙,进入第 6 颈椎的横突孔后上行至寰椎,环绕寰椎上关节面,经寰椎侧块后方的椎动脉沟进入椎管,随后通过枕骨大孔入颅。

5. 颈部肌肉

（1）胸锁乳突肌：作为颈前后三角的分界,是颈部的重要标志。胸锁乳突肌有两个头:胸骨头呈腱性,较窄,起自胸骨上缘的前

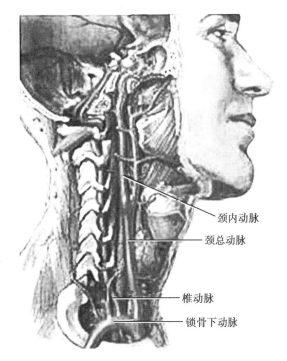

颈内动脉
颈总动脉

椎动脉
锁骨下动脉

图 11-26　锁骨下动脉和椎动脉

面;锁骨头呈肌性,较宽,起自锁骨内侧部,肌纤维斜向外上,止于乳突和上项线。锁骨头的纤维发出后,逐渐走在胸骨头的深面,为胸骨头所覆盖。胸锁乳突肌的浅层为颈筋膜和颈阔肌所覆盖。该肌受到副神经及 C2~4 前支支配（图 11-27、11-28）。

（2）舌骨上、下肌群

1）舌骨下肌群：有肩胛舌骨肌、胸骨舌骨肌、胸骨甲状肌和甲状舌骨肌,四肌均位于舌骨之下。肩胛舌骨肌和胸骨舌骨肌为浅层,胸骨甲状肌和甲状舌骨肌为深层,均受到舌下神经及其支袢支配。

2）舌骨上肌群：有二腹肌、茎突舌骨肌、下颌舌骨肌及颏舌骨肌。二腹肌有前后二腹和一中间腱,为颈上部重要的肌性标志。受到面神经、三叉神经和舌下神经支配（图 11-27、11-28）。

（3）斜角肌：有前、中、后三斜角肌。

1）前斜角肌：位于胸锁乳突肌的深面,有四条肌束起于第 3~6 颈椎横突前结节,其纤维向下而微外,止于第 1 肋骨内侧缘和斜角肌结节,是颈部的重要标志,其浅面有膈神经;另有臂丛、锁骨下动脉第二段由其外侧缘穿出;下部浅面横过锁骨下静脉;在左侧尚有胸导管经

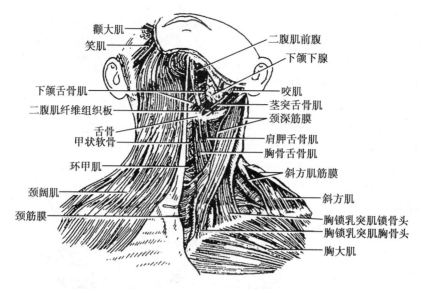

颧大肌
笑肌
下颌舌骨肌
二腹肌纤维组织板
舌骨
甲状软骨
环甲肌
颈阔肌
颈筋膜

二腹肌前腹
下颌下腺
咬肌
茎突舌骨肌
颈深筋膜
肩胛舌骨肌
胸骨舌骨肌
斜方肌筋膜
斜方肌
胸锁乳突肌锁骨头
胸锁乳突肌胸骨头
胸大肌

图 11-27　颈部肌肉浅层前面观

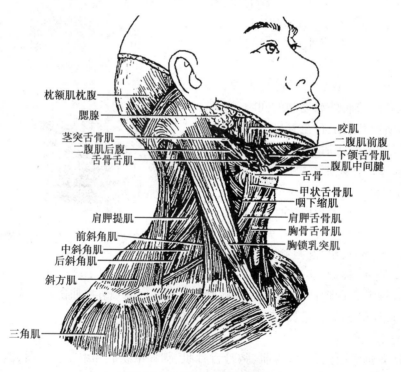

枕额肌枕腹
腮腺
茎突舌骨肌
二腹肌后腹
舌骨舌肌
肩胛提肌
前斜角肌
中斜角肌
后斜角肌
斜方肌
三角肌

咬肌
二腹肌前腹
下颌舌骨肌
二腹肌中间腱
舌骨
甲状舌骨肌
咽下缩肌
肩胛舌骨肌
胸骨舌骨肌
胸锁乳突肌

图 11-28　颈部肌肉侧面观

其下部的浅面。

2) 中斜角肌:起于第 1 或第 2~6 颈椎横突后结节,止于第 1 肋骨上面锁骨下动脉沟之后。

3) 后斜角肌:位于中斜角肌的深面,起于第 4~6 颈椎横突后结节,止于第 2 肋骨。受到 C4、C5 或 C6 支配(图 11-29)。

(4) 颈长肌:位于脊柱颈部和上 3 个胸椎体的前面,被咽和食管所遮盖。此肌分下内侧和上外侧两部,两部互相掩盖。下内侧部,起自上位 3 个胸椎体及下位 3 个颈椎体,止于上

位颈椎体及下位颈椎横突的前结节;上外侧
部起自下位颈椎横突的前结节,止于寰椎前
结节受 C3~8 前支支配。

七、胸腰段软组织

(一) 背部的肌肉

背部的肌肉,根据其位置和神经支配,一
般分为浅、深两层(图 11-30)。

1. 浅层肌肉　可以分为三层,均由脊神
经前支支配。

(1) 第一层

1) 斜方肌:位于项部和背的上部,呈扁
平三角形,起自上项线、枕外隆凸,项韧带和
全部胸椎的棘突,纤维向外,止于锁骨的肩峰

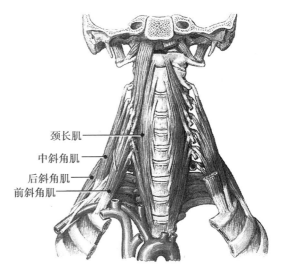

图 11-29　斜角肌和颈长肌

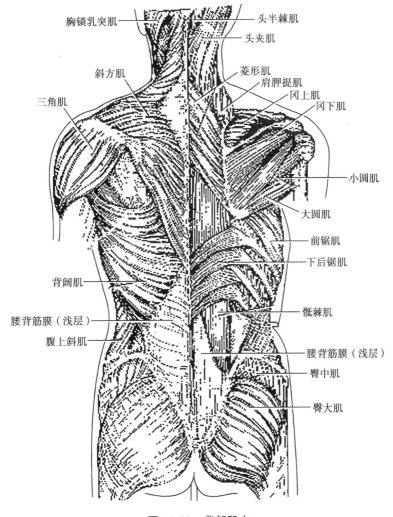

图 11-30　背部肌肉

端、肩峰及肩胛冈。受副神经和 C3~4 神经前支支配。

2）背阔肌：呈扁平三角形，位于背部下半部和侧胸部皮下，以腱膜起自髂嵴下缘后 1/3、骶中嵴、全部腰椎和下 6 个胸椎的棘突以及腰背筋膜后缘，向上以扁平腱附着于肱骨小结节嵴，受到胸背神经支配。

（2）第二层

1）肩胛提肌：以肌束起自上 3~4 颈椎横突，附着于肩胛骨内侧角和脊柱缘的最上部，受到肩胛背神经支配。

2）大小菱形肌：小菱形肌起自下 2 个颈椎棘突，附着于肩胛骨脊柱缘的上部。大菱形肌起自上 4 个胸椎的棘突，止于肩胛骨脊柱缘的全长，受到肩胛背神经支配。

（3）第三层：为后锯肌，分为上下两部分。上后锯肌起自项韧带、第 7 颈椎棘突和第 1、2 胸椎棘上韧带，止于第 2~5 肋。下后锯肌起自第 11、12 胸椎和第 1、2 腰椎棘突、背阔肌和腰背筋膜，止于下 4 个肋骨。

2. 深层　也分为三层，均受到脊神经后支支配。

（1）第一层

1）夹肌：分为头夹肌和项夹肌。起自项韧带下半、第 7 颈椎棘突、上部胸椎棘突和棘上韧带，头夹肌止于颞骨乳突后缘和枕骨项上线，项夹肌止于上 3 个颈椎横突。

2）骶棘肌（竖脊肌）：一纵行肌群，位于脊椎棘突和肋角的沟内，起点由筋膜和肌性两部分组成。筋膜部分实际上和腰背筋膜后层相融合，肌性部分起于骶髂骨韧带和髂嵴上部，纤维向上，至肋下缘稍上，延展成为三柱，分别为髂肋肌、最长肌和棘肌。只有最长肌上升止于头部。

（2）第二层

1）半棘肌：分为胸半棘肌、颈半棘肌和头半棘肌三部，在此层中最浅，跨过 4~6 节脊椎骨，起点靠近横突尖端，止于侧靠近棘突尖。

2）多裂肌：为多个小肌束，属于中间层，止点跨越 2~4 节椎骨，在下起自骶骨后面，在腰部起自乳突，在胸部起自横突，在颈部起自关节突，止于上 2~3 棘突的下缘。

3）回旋肌：在胸部最为显著，起于脊椎横突，止于上位脊椎骨的棘突根肌其邻近的椎板。

（3）第三层：有枕下小肌群、棘突间肌、横突间肌和肋提肌等。棘突间肌左右对立，介于棘突之间，以颈腰二部为显著。横突间肌介于上、下二横突之间，头外直肌即此肌的最高部分。肋提肌仅有胸椎有，左右各十二，起于颈 - 胸横突，止于下位肋骨上缘。

3. 腰背筋膜（胸腰筋膜）　背部的固有（深）筋膜分为深、浅两层，覆盖斜方肌和背阔肌的浅面。深层于腰背部特别发达，呈腱膜状，称为胸腰筋膜（腰背筋膜）。胸腰筋膜于竖脊肌（骶棘肌）外侧缘分为前后两层向内包裹竖脊肌，形成竖脊肌鞘。竖脊肌鞘的前、后层向内愈合成腹肌的起始腱膜；向上方层附着于第 12 肋下缘并形成腰肋韧带，后层向上移行为项筋膜；向下方两层附着于髂嵴的前后缘，成为髂腰韧带。行胸、腰段脊柱结核病灶清除术时，常需切断胸腰筋膜及腰肋韧带。

（二）腰段脊柱外侧肌肉

1. 腰大肌　腰大肌位于脊柱腰部的两侧，腰椎椎体和横突之间。起于胸 12 和全部腰椎的侧面、椎间盘及全部腰椎横突，肌纤维向下与起于髂窝的髂肌汇合成髂腰肌，经腹股沟韧带深面外侧，止于股骨小转子。其表面被髂腰肌筋膜覆盖（图 11-31）。

2. 腰方肌　腰方肌位于腹后壁、腰椎的两侧及第 12 肋与髂嵴上缘之间。内侧邻腰大肌,后邻胸腰筋膜前层及骶棘肌。起于髂嵴后部、髂腰韧带,止于第12 肋。

腰大肌与腰方肌接受 T12~L3 脊神经前支支配。

（三）腹部肌肉

前侧有腹直肌和锥状肌,居腹直肌鞘内。外侧有腹外斜肌、腹内斜肌和腹横肌,其肌纤维方向与肋间肌相似。两侧腹肌在正中线上以腱膜状的白线相连,上方起自胸骨剑突,向下附于耻骨联合（图 11-32）。

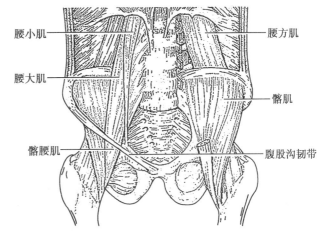

图 11-31　腰大肌和腰方肌

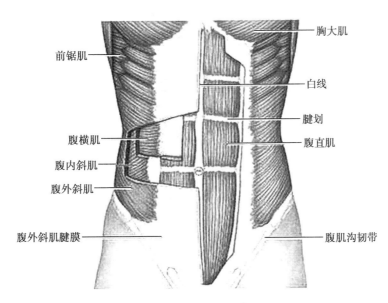

图 11-32　腹部肌肉

（四）神经支配

背部的浅层肌肉由脊神经前支支配,背部的深层肌肉和皮肤由脊神经后支支配,其中 L1~3 的后外侧支,形成臀上皮神经,布于臀部肌肤。

（五）主要的血管

1. 腹主动脉及分支　腹主动脉沿椎体左前方下行,至第 4 腰椎平面分为左右髂总动脉。约在第 1~4 腰椎体中部平面,有 4 对腰动脉成直角由腹主动脉后壁向两侧发出,横越相应椎体前面或侧面,腰交感干及下腔静脉的后方进入腰大肌深面。

2. 下腔静脉及上 4 对腰静脉　下腔静脉由左右髂总静脉于第 4~5 腰椎之间平面汇合而成,然后沿腰椎体右前方上行。沿途于第 1~4 腰椎体中上部平面,接收左右 4 对腰静脉注入。左侧腰静脉末端为腹主动脉所掩盖。当行腰椎结核病灶清除手术剥离窦道周围骨质时,常需要先结扎横行于椎体前面的腰静脉,否则,易因其损伤而导致出血。

3. 骶中动脉及最下腰动静脉　骶中动脉起源于腹主动脉分叉部的后下方,沿第5腰椎体及骶骨前面下降,其起始段为左髂总静脉所掩盖,于后者下方向两侧。左右第5腰动脉,横过第5腰椎体前面走向外侧。左右第5腰静脉成水平位注入骶中静脉。骶中静脉与同名动脉伴行,比动脉短,向上汇入左髂总静脉。在行腰椎结核病灶清除术时,也易伤及这些血管,故应先行结扎(图11-33)。

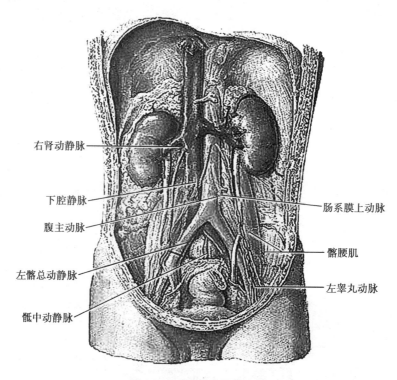

右肾动静脉

下腔静脉

腹主动脉

左髂总动静脉

骶中动静脉

肠系膜上动脉

髂腰肌

左睾丸动脉

图 11-33　腰段主要的血管

八、脊柱的重要体表标志和定位

(一)颈部重要标志

1. 胸锁乳突肌　在头向后仰并旋转时显得非常突出。

2. 甲状软骨　位于颈前面的中线,男性喉结尤其明显,其上缘向后平对第4颈椎。甲状软骨两侧板联合的角可以摸到,也是喉部的重要标志。

3. 舌骨　在甲状软骨上缘2.5cm处为舌骨体。使被检查者连续做舌咽动作,则尤为清晰。头后仰时,舌骨下部的轮廓清晰明显可见。舌骨体向后平对第3、4颈椎之间。

4. 颈动脉结节　在环状软骨平面压迫胸锁乳突肌前缘,摸到的突起称为颈动脉结节。

5. 环状软骨弓　平对第6颈椎及其横突。

6. 下颌骨下缘　平对第2、3颈椎(图11-34)。

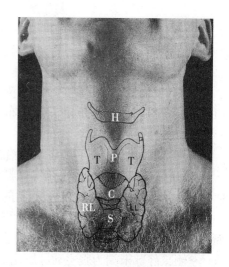

图 11-34　颈部标志
H. 舌骨;T. 甲状软骨;C. 环状软骨;S. 甲状腺

（二）胸背部的定位

连接两侧肩胛上角的连线,恰好通过第 3 胸椎棘突;两侧肩胛下角的连线,通过第 7 胸椎棘突;两侧髂嵴最高点的连线,通过第 4 腰椎棘突。

第二节 脊柱手术入路

一、颈椎前侧入路

（一）适应证

该入路可以显露 C3~T1 椎体前方,主要适用于颈椎间盘突出导致的颈椎病以及颈椎结核,在该入路下可以较好地显露颈椎椎体前方及其椎间隙,利于椎间盘和椎体的切除。但需要注意,在切除椎体时深度一般不超过 15mm,宽度不超过 16~22mm,以防止损伤神经。

 知识链接

在手术前需要患者进行食管和气管的牵拉以及颈部后伸的练习。颈椎病变选择该入路时,相邻病变范围小于两个节段。

（二）手术入路

患者仰卧位,肩下垫一薄枕,颈部向后伸,头稍偏向对侧(图 11-35)。

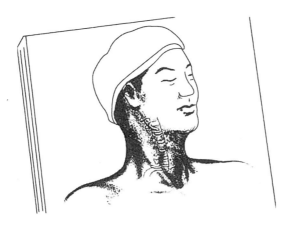

图 11-35 颈椎前路体位

 知识链接

骨性标志:硬腭——寰椎前弓;下颌骨下缘——第 2、3 颈椎;舌骨——第 3 颈椎;甲状软骨——第 4、5 颈椎;环状软骨——第 6 颈椎;颈动脉结节——第 6 颈椎;胸锁乳突肌:可将患者头转向对侧,使其其隆起,达到手术需要的体位;颈动脉和颈动脉结节:用手指放于胸锁乳突肌前缘,向后和向外侧按压,可触到颈动脉搏动。颈动脉结节又名 Chassaignac 结节,深触诊 C6 横突的前部,在颈部动脉搏动旁可触及。

一般在病变颈椎的相应平面做横行皮肤皱襞切口,从中线斜行延伸至胸锁乳突肌后缘(图 11-36)。

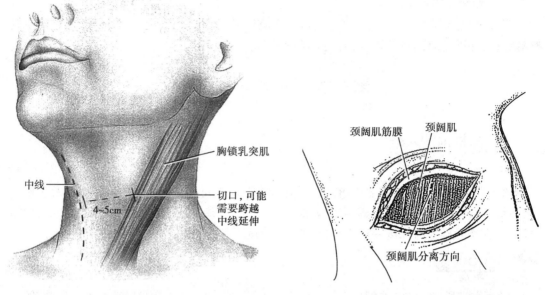

图 11-36　皮肤切口

图 11-37　沿皮肤切开筋膜,纵向钝性分离颈阔肌

浅层无神经界面;在较深层,界面位于胸锁乳突肌舌骨下肌群之间;在更深层,界面位于左及右颈长肌之间。

沿皮肤切口切开颈阔肌表面的筋膜鞘。然后用手指尖沿其纤维纵向分开(图 11-37)。判明胸锁乳突肌的前缘,并在前方切开筋膜。外侧牵开胸锁乳突肌,并将胸骨舌骨肌及胸骨甲状肌连同气管及其后的食管一起牵向内侧(图 11-38)。触摸颈总动脉,在颈动脉鞘内缘与中线结构之间找到界面,切开颈动脉鞘内侧的气管前筋膜,将颈动脉鞘及鞘内的结构连同胸锁乳突肌一并牵向外侧(图 11-39)。

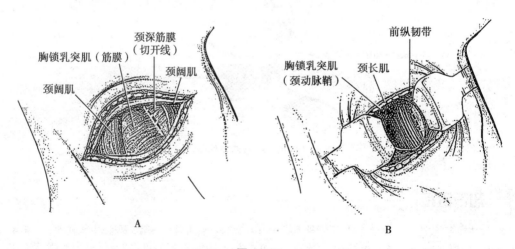

图 11-38

A. 判明胸锁乳突肌,自其前内侧切开筋膜;B. 向外侧牵开胸锁乳突肌,向内侧牵开胸骨舌骨肌及胸骨甲状肌

甲状腺上动脉及舌动脉横于颈动脉鞘与中线之间,可将其结扎后进一步分离。

分离已切开的气管前筋膜深处,将食管牵离中线,在食管后方进入。

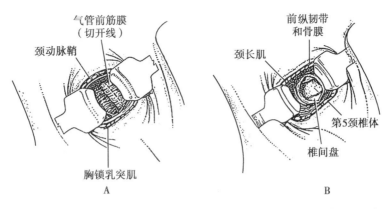

图 11-39 切开气管前筋膜,将颈动脉鞘及鞘内的结构连同胸锁乳突肌牵向外侧

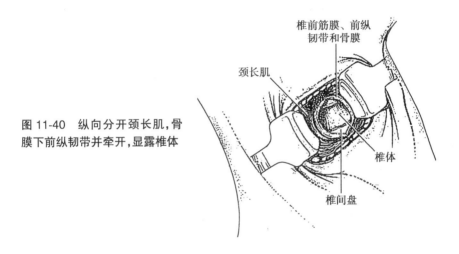

图 11-40 纵向分开颈长肌,骨膜下前纵韧带并牵开,显露椎体

在准备显露的椎体前,在中线处纵行分开颈长肌。骨膜下剥离肌肉及前纵韧带,并向外侧拉开,显露椎体的前面(图 11-40)。

 知识链接

危 险 部 位

1. 神经

(1) 喉返神经:将牵开器置于颈长肌内缘之下,可保护此神经。

(2) 交感神经及星状神经节:注意剥离肌肉和前纵韧带时需确实在骨膜下进行,同时应避免向外剥离至横突上。

2. 血管 颈部动静脉被颈动脉鞘包绕,为胸锁乳突肌前缘所保护。注意不要使用自动牵开器。该入路一般不会涉及椎动脉,除非切口偏离明显。

3. 气管与食管 主要是由于牵开器安置不当导致的损伤,自动牵开器需置于颈长肌之下。

手术扩大显露

可向外侧扩大,将颈长肌的起始部从椎体做骨膜下剥开即可。注意勿太向外侧以免伤及交感神经干。

二、胸腰联合侧前方入路

（一）适应证

常用于胸腰段脊柱椎骨本身的病变,如骨折、肿瘤、结核等,也可用于前后路联合手术时。常见的入路有前外侧经胸膜外 - 腹膜外入路、前外侧经胸腔 - 腹膜外入路和前外侧经胸腔 - 腹膜腔入路。其中以前外侧经胸腔 - 腹膜外入路最为常用,主要适用于胸腰段脊柱侧凸畸形、胸腰段椎间盘突出症、胸腰段陈旧性骨折脱位、胸腰段骨折脱位后经后路复位后前方仍有压迫者、胸腰段椎体肿瘤、胸腰段椎间隙和椎体感染需要病灶清除者、胸腰段椎管内腹侧肿瘤等。

（二）手术入路

采用侧卧位,术侧在上,背部与手术台成 90°,或呈俯卧位,双上肢向前平伸置于双层上肢托架上,腋下和胸腰部垫软枕（图 11-41）。

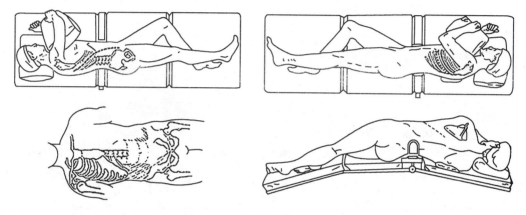

图 11-41　胸腰椎联合入路体位

宜选在椎体破坏最严重的一侧或下肢瘫痪较重的一侧（根据具体情况可选择不同肋骨进入）。一般取第 9 肋作为切口,起自棘突旁开 5cm,沿第 9 肋骨走行,通过肋缘下,顺腹直肌外缘向下延长 5~6cm（图 11-42）。

沿切口切开皮肤、皮下组织和筋膜,并以将切开的组织向两侧稍加分离,即可显露背阔肌的上部、斜方肌和下后锯肌的下部,在切口的下端显露腹外斜肌（图 11-43）。

切开背阔肌、斜方肌下后锯肌及部分近骶棘肌,并使用自动牵开器将其拉开固定,显露肋骨（图 11-44）。

沿第 9 肋中轴线切开骨膜并做骨膜下剥离（图 11-45）。完全游离第 9 肋骨,自肋骨头远端侧 2cm 处切断,固定断端后将远端截断。取出肋骨并切断肋骨韧带及肋骨头。沿皮肤走向,进入胸膜腔,并显露膈肌的肋部起点（图 11-46）。自胸壁上的膈肌附着点旁 1cm 处剪断膈肌,并牵开（图 11-47）。然后在第 9 肋骨的前下方分离并切断腹外斜肌、腹内斜肌和腹横肌,其下即为腹膜外间隙,显露腹膜和肾周围脂肪囊（图 11-48）。自腹膜后壁分离腹膜、肾脏和输尿管,并向中央部推移,分开膈肌与腹膜外脂肪组织及肾脏（图 11-49）。

将腹膜内脏及肾脏等向中线牵开,在腰 1 椎体旁切开内侧弓状韧带。在椎体侧方纵向切开壁胸膜,紧贴椎体将椎旁疏松结缔组织稍向前后方分离,同时将食管、胸导管和迷走神经连同椎前组织一起推向前方。在椎体侧方切断腰大肌起点,并从将肌肉向后外方牵开,即可见到椎体及椎间盘（图 11-50）。

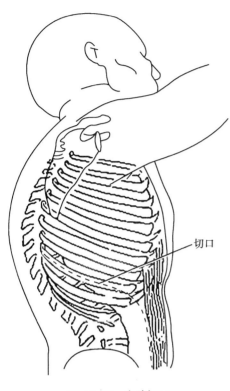

图 11-42 皮肤切口

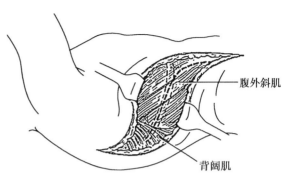

图 11-43 切开皮肤,显露背阔肌和腹外斜肌

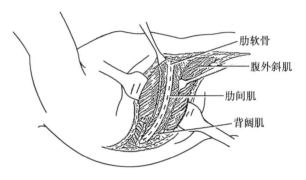

图 11-44 切开浅层肌肉,显露肋骨

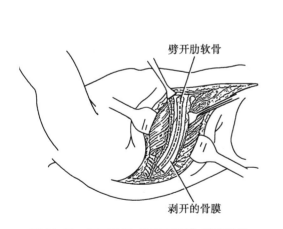

图 11-45 切开肋骨,并剥离骨膜,游离肋骨

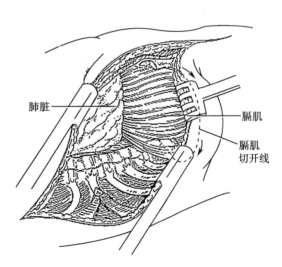

图 11-46 沿皮肤切开进入胸膜腔,显露膈肌止点

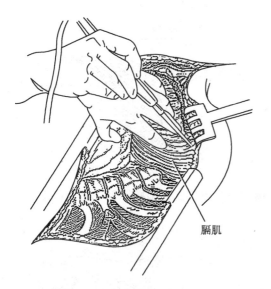

图 11-47　切开膈肌,并牵开

膈肌

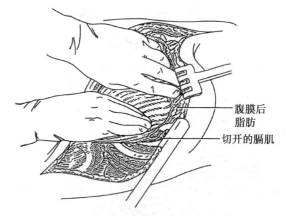

图 11-48　显露腹膜后间隙

腹膜后
脂肪

切开的膈肌

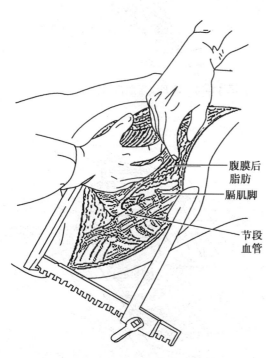

图 11-49　钝性分离腹膜后间隙,分开膈肌与腹膜
外脂肪组织及肾脏

腹膜后
脂肪

膈肌脚

节段
血管

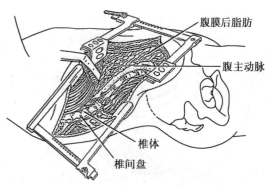

图 11-50　显露椎体及椎间盘

腹膜后脂肪

腹主动脉

椎体

椎间盘

知识链接

1. 术中注意胸膜,腹膜的反折
2. 在胸1椎体后下方,注意结扎肋下静脉(图11-51)。

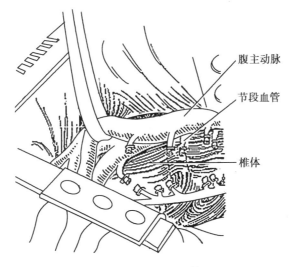

腹主动脉

节段血管

椎体

图 11-51 结扎血管

3. 结扎椎体节段动静脉时应避免太靠近主动脉和下腔静脉,也不能太靠近椎间孔,以防止椎间孔处节段动脉之间的循环支损伤而影响脊髓血供。
4. 术后必须间断缝合椎旁的壁胸膜。
5. 术后需缝合内侧弓状韧带和膈肌。

三、腰椎后侧入路

(一) 适应证

腰椎后侧入路是腰椎入路中最常采用的,除了进达马尾和腰椎间盘以外,此入路能显露脊椎的所有后部成分:棘突、椎板、椎间小关节和椎弓根。

(二) 手术入路

该入路主要适用于腰椎间盘突出症、腰椎管狭窄症的减压、植骨融合内固定术以及腰椎肿瘤的切除。采用体位见图11-52。

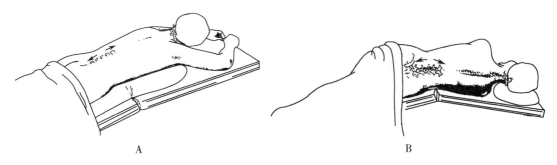

A

B

图 11-52 体位
A.俯卧位;B.侧卧位

1. 俯卧位　在身旁两侧适当地纵行放置枕垫。

2. 侧卧位　患侧在上。

从病变平面上一棘突到平面下一棘突,做棘突上正中纵切口(图11-53)。切口的长度取决于准备显露的腰椎数目。

沿皮肤切口切开皮下脂肪及筋膜加深切口,直到棘突(图11-54)。整块骨膜下剥离椎旁肌,由棘突向下外侧剥离并沿椎板剥到椎间小关节(图11-55)。

如有必要,可继续向外侧剥离,从上一腰椎的下关节突及下一腰椎的上关节突上将椎间小关节的关节囊予以剥除。如需要到达横突,可继续向下外侧剥离下关节突的小关节面外侧而到达横突(图11-56)。

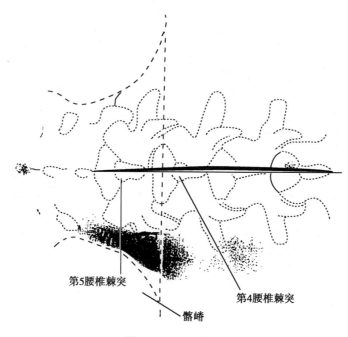

第5腰椎棘突

第4腰椎棘突

髂嵴

图 11-53　皮肤切口

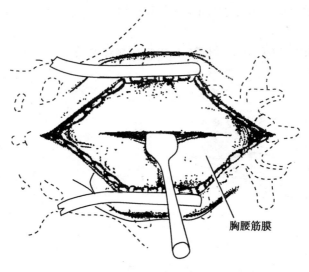

胸腰筋膜

图 11-54　沿皮肤切口切开,直到棘突

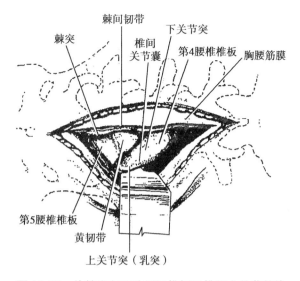

图 11-55　从棘突向下外侧沿椎板至椎间小关节整块
剥离椎旁肌

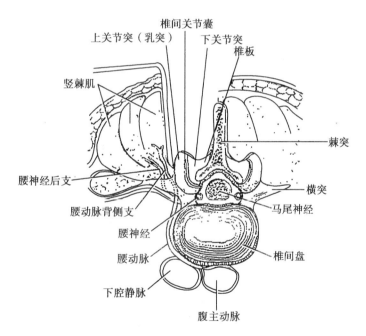

图 11-56　从上一腰椎的下关节突及下一腰椎的上关节突上将椎
间小关节的关节囊予以剥除

　　将附着于下位椎板上缘的黄韧带附着处切开(图 11-57)。咬开椎板,显露在其深面的硬
膜外脂肪和硬脊膜(图 11-58)。把硬脊膜和神经根向外侧牵开,小心地继续向深面直到椎管
底部(图 11-59)。

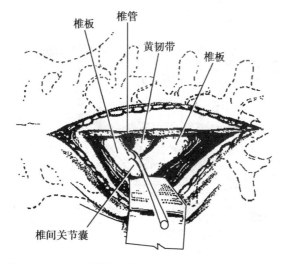

图 11-57　于下位椎板上缘的附着处切开并剥离黄韧带

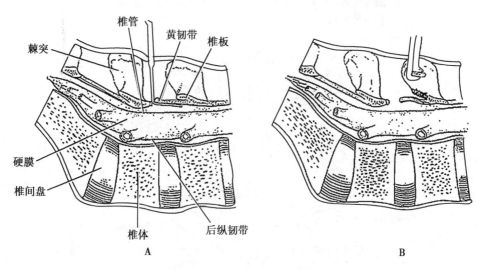

图 11-58　插入剥离器咬开椎板

A.在黄韧带下插入剥离器;B.咬开椎板,显露硬膜和神经根

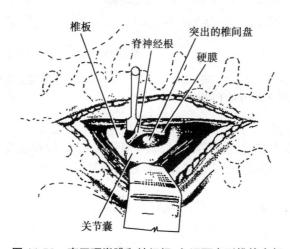

图 11-59　牵开硬脊膜和神经根,向深面直到椎管底部

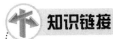

　　术中注意事项:每一神经根必须分别辨明并给予保护。入路越靠外侧,越容易辨明神经根;注意结扎靠近椎间小关节处的节段性血管,以减少出血;分离神经根和椎管底部的静脉丛,会引起出血,需要及时止血。

　　扩大显露:局部措施可多去除一些椎板,甚至可切除一部分小关节以更好地显露硬脊膜、神经根和椎间盘;要增大显露腰椎后部其他成分的范围,可尽量向外侧剥离到横突。广泛措施可仅向近侧或远侧延长皮肤切口,并从腰椎后部分别向上下将腰部背伸肌剥开,即可扩大显露。此入路理论上可从第1颈椎一直延伸到骶骨。

复习思考题

1. 请简述颈前部的重要体表标志。
2. 请简述胸腰椎手术的定位标志。
3. 请简述颈总动脉在颈部的主要分支。
4. 请简述胸锁乳突肌、斜角肌的起止点。
5. 请简述斜方肌、背阔肌的起止点。
6. 请简述腰大肌、腰方肌的起止点。
7. 请简述脊柱的主要韧带有哪些。
8. 请简述颈椎前路横切口的选择位置。
9. 请简述前外侧经胸腔 - 腹膜外入路的注意事项。
10. 请简述腰椎后方入路的注意事项。

《骨科手术入路解剖学》教学大纲

（供中医骨伤专业用）

一、课程性质和任务

《骨科手术入路解剖学》主要是以《正常人体解剖学》中的运动系统、循环系统、神经系统等知识为基础，从解剖学角度阐明骨科手术入路的一般规律，着重论述骨科常用手术入路和其密切相关的应用解剖知识，是中医骨伤专业的主要课程之一，其授课对象为高职高专中医骨伤专业学生。本门课程的主要任务是根据临床医学专业培养目标，通过本课程的学习，使学生系统掌握常用的骨科手术入路所涉及的局部解剖知识，为今后从事中医骨伤科专业的临床、教学和科研工作奠定良好的基础。

二、课程教学目标

通过本课程的学习，要求学生系统掌握四肢及脊柱的局部形态结构，以及四肢及脊柱常用手术入路的适应证和入路途径，为以后从事骨伤科临床工作奠定基础。

【知识教学目标】

熟练掌握骨科常用的手术入路及其应用解剖学知识。

【能力培养目标】

熟练掌握骨科常用手术入路的体表定位、入路途径及骨科基础操作知识。

【素质教育目标】

在教学过程中针对中医骨伤专业特点，注重职业素质教育，重视诚信意识培养。培养学生良好的职业道德，树立全心全意为病人服务的医德医风。培养学生用实事求是的科学态度观察、分析和解决问题的能力；用理论联系实践的方法学习后续课程，培养学生在实践中具有良好的协作精神。

三、教学内容与要求

第一章　肩部手术入路

【知识教学目标】

1. 掌握腋窝的境界、腋动脉的分支，肌腱袖的组成与功能；肩部常见的手术入路途径以及适应证。

2. 熟悉臂丛的组成及主要分支。

3. 了解腋淋巴结，三角肌区和肩胛区的概念，肩胛区的肌肉。

【能力培养目标】

1. 对肩部常见损伤、疾病进行手术治疗时，具备确定手术入路的能力。

2. 在肩部手术治疗过程中，具备辨认各层次解剖结构的能力。

【教学内容】

第一节　肩部基本结构

1. 阐述腋窝的构成和腋窝的内容，三角肌和肩胛区的局部浅、深结构及肩胛动脉网的组成。

2. 介绍肩关节的骨端结构，关节囊和韧带、血液供应和神经支配。

第二节　肩部手术入路

1. 介绍肩关节前内侧入路、肩锁关节前方入路的手术适应证、手术的切口形态。

2. 阐述肩关节前内侧入路、肩锁关节前方入路过程中所涉及的各层次解剖结构。

第二章　上臂手术入路

【知识教学目标】

1. 掌握臂部的境界与分区,桡神经在臂后区的走行位置;上臂常见的手术入路途径以及适应证。

2. 熟悉肱二头肌内侧沟的神经、血管分布情况,以及位置关系。

3. 了解臂前区、臂后区的浅层结构。

【能力培养目标】

1. 对上臂常见损伤、疾病进行手术治疗时,具备确定手术入路的能力。

2. 在上臂手术治疗过程中,具备辨认各层次解剖结构的能力。

【教学内容】

第一节　上臂基本结构

1. 介绍肱骨的形态结构。

2. 阐述臂前区和臂后区的浅、深局部解剖。

第二节　上臂手术入路

1. 介绍三角肌前侧入路、上臂前外侧入路、上臂后侧入路的手术适应证、手术的切口形态。

2. 阐述三角肌前侧入路、上臂前外侧入路、上臂后侧入路过程中所涉及的各层次解剖结构。

第三章　肘部手术入路

【知识教学目标】

1. 掌握肘部的境界与分区、肘窝的概念、肘后三角和肘外侧三角的概念与临床意义;肘部常见的手术入路途径以及适应证。

2. 熟悉肘前区浅静脉的分布情况。

【能力培养目标】

1. 对肘部常见损伤、疾病进行手术治疗时,具备确定手术入路的能力。

2. 在肘部手术治疗过程中,具备辨认各层次解剖结构的能力。

【教学内容】

第一节　肘部基本结构

1. 介绍肘关节的构成、血液供应和神经支配及肘关节动脉网的构成。

2. 阐述肘前区及肘后区的浅、深局部解剖结构。

第二节　肘部手术入路

1. 介绍肘关节后正中入路、肘关节外侧入路、肘关节内侧入路的手术适应证、手术的切口形态。

2. 介绍肘关节后正中入路、肘关节外侧入路、肘关节内侧入路过程中所涉及的各层次解剖结构。

第四章　前臂手术入路

【知识教学目标】

1. 掌握前臂部的境界与分区,桡动脉、桡神经、尺动脉、尺神经的位置关系;前臂常见的手术入路以及适应证。

2. 熟悉前臂前区与前臂后区的肌的分布及神经血管分布;前臂背尺侧入路和背桡侧入路的解剖层次结构以及内固定时注意事项。

【能力培养要求】

1. 具有对尺桡骨骨折进行手术治疗时确定手术入路的能力。

2. 具有在尺、桡骨骨折手术治疗过程中辨认各层次解剖结构的能力。

3. 具有熟悉前臂背桡侧入路骨间后神经解剖和显露的能力。

【教学内容】

第一节　前臂基本结构

1. 介绍尺、桡骨的形态。

2. 阐述前臂前区和后区的浅、深局部解剖结构。

第二节　前臂手术入路

1. 介绍前臂背尺侧入路的手术适应证、各层次解剖结构的显露以及尺骨骨折钢板内固定时钢板放置的位置。

2. 介绍前臂背桡侧入路的适应证、各层次解剖结构的显露以及骨间后神经的显露与保护。

第五章　腕、手部手术入路

【知识教学目标】

1. 掌握腕关节构成、通过腕管的结构、手掌的层次及血管神经的位置和分支；腕、手部常见的手术入路以及适应证。

2. 熟悉手指皮肤及皮下组织的特点，指腱鞘及伸、屈指肌腱的结构特点及其临床意义；腕背侧和掌侧入路的体表标志。

3. 了解手肌的分布、腕掌侧入路的神经界面。

【能力培养目标】

1. 对腕、手部常见损伤、疾病进行手术治疗时，具备确定手术入路的能力。

2. 在腕、手部手术治疗过程中，具备辨认各层次解剖结构的能力。

【教学内容】

第一节　腕、手部基本结构

1. 介绍腕横韧带浅、深面通过的结构。

2. 阐述手掌的层次及血管神经的位置和分支、分部范围。

3. 说明手掌的筋膜间隙境界及交通，手掌滑膜囊及手指腱鞘的形态特点。

第二节　腕、手部手术入路

1. 介绍腕背侧入路、腕关节掌侧入路、屈指肌腱掌侧入路的手术适应证、手术的切口形态。

2. 阐述腕背侧入路、腕关节掌侧入路、屈指肌腱掌侧入路过程中所涉及的各层次解剖结构。

第六章　髋部手术入路

【知识教学目标】

1. 掌握髋关节的组成、梨状肌上下孔结构、髋关节常见的手术入路以及适应证。

2. 熟悉臀部浅、深筋膜的特点，髋关节后外侧入路和外侧入路的解剖层次结构。

3. 了解臀肌、梨状肌的配布、起止。

【能力培养要求】

1. 对臀部常见损伤、疾病进行手术治疗时，具备确定手术入路的能力。

2. 在臀部手术治疗过程中，具备辨认各层次解剖结构的能力。

【教学内容】

第一节　髋部基本结构

1. 介绍髋关节的组成。

2. 阐述臀部浅层结构、深筋膜、肌肉层次及臀部血管、神经；梨状肌上下孔结构；坐骨神经在臀区的位置关系。

第二节　髋部手术入路

1. 介绍髋关节后外侧入路、髋关节外侧入路、髋关节前外侧入路的手术适应证、手术的切口形态。

2. 阐述髋关节后外侧入路、髋关节外侧入路、髋关节前外侧入路过程中所涉及的各层次解剖结构。

第七章　大腿手术入路

【知识教学目标】

1. 掌握股骨的形态结构，股三角的境界及其内容；大腿常见的手术入路以及适应证。

2. 熟悉股神经、股动脉在股三角内的分支与分布情况，股管和收肌管的组成、位置及管内结构；大腿前外侧入路和外侧入路的解剖层次结构以及内固定时注意事项。

3. 了解大腿前、内侧及后群肌肉的配布。

【能力培养要求】

1. 对大腿常见损伤、疾病进行手术治疗时，具备确定手术入路的能力。

2. 在大腿手术治疗过程中，具备辨认各层次解剖结构的能力。

【教学内容】

第一节　大腿基本结构

1. 介绍股骨的形态和结构。

2. 阐述大腿的浅、深筋膜,肌肉层次及血管神经的位置和分布范围;大腿肌腔隙、血管腔隙、股三角、股管和收肌管。

第二节　大腿手术入路

1. 介绍大腿前外侧入路、大腿外侧入路的手术适应证、手术的切口形态。

2. 阐述大腿前外侧入路、大腿外侧入路过程中所涉及的各层次解剖结构。

第八章　膝部手术入路

【知识教学目标】

1. 掌握腘窝的境界、构成及内容物的位置关系;胫神经、腓总神经的行程、分布和分支;腘动、静脉的位置和行程;膝关节常见的手术入路以及适应证。

2. 熟悉腘窝的交通、膝关节前外侧入路和前侧入路的解剖层次结构。

3. 了解膝关节后侧入路的解剖层次和神经血管的显露。

【能力培养要求】

1. 对膝部常见损伤、疾病进行手术治疗时,具备确定手术入路的能力。

2. 在膝部手术治疗过程中,具备辨认各层次解剖结构的能力。

【教学内容】

第一节　膝部基本结构

1. 介绍膝前区和膝后区的基本结构。

2. 阐述腘窝的内容物,胫神经、腓总神经的行程,腘动、静脉的位置和行程。

第二节　膝部手术入路

1. 介绍膝关节前外侧入路、膝关节前正中入路、膝关节后侧入路的手术适应证、手术的切口形态。

2. 阐述膝关节前外侧入路、膝关节前正中入路、膝关节后侧入路过程中所涉及的各层次解剖结构。

第九章　小腿手术入路

【知识教学目标】

1. 掌握腓浅神经的行程、分布及受伤后的临床表现;胫前动脉、胫前静脉、腓深神经的行程、分支和分布;小腿常见的手术入路以及适应证。

2. 熟悉腓肠神经的行程、分支和分布;小腿前外侧入路和腓骨外侧入路的解剖层次结构以及内固定时注意事项。

3. 了解腓骨外侧入路腓总神经的显露。

【能力培养要求】

1. 对小腿常见损伤、疾病进行手术治疗时,具备确定手术入路的能力。

2. 在小腿手术治疗过程中,具备辨认各层次解剖结构的能力。

【教学内容】

第一节　小腿基本结构

1. 介绍小腿分区。

2. 阐述小腿各区主要的结构层次、内容分布及位置毗邻关系。

第二节　小腿手术入路

1. 介绍小腿前外侧入路、腓骨外侧入路的手术适应证、手术的切口形态。

2. 阐述小腿前外侧入路、腓骨外侧入路过程中所涉及的各层次解剖结构。

第十章　踝、足部手术入路

【知识教学目标】

1. 掌握踝管的构成及内容的排列关系,踝管的临床意义;足背动脉的毗邻、行程、分支和分布;踝、足部常见的手术入路以及适应证。

2. 熟悉踝前区肌腱排列顺序。

3. 了解足底及足弓的构成。

【能力培养要求】

1. 对踝、足部常见损伤、疾病进行手术治疗时,具备确定手术入路的能力。

2. 在踝、足部手术治疗过程中,具备辨认各层次解剖结构的能力。

【教学内容】

第一节　踝、足部基本结构

1. 介绍踝前区肌腱排列顺序、足底及足弓的构成。

2. 阐述踝管的构成、内容的排列关系,足背动脉的毗邻、行程、分支和分布。

第二节　踝、足部手术入路

1. 介绍踝关节前方入路、踝关节内侧入路、外踝入路、足背外侧入路的手术适应证、手术的切口形态。

2. 阐述踝关节前方入路、踝关节内侧入路、外踝入路、足背外侧入路过程中所涉及的各层次解剖结构。

第十一章　脊柱手术入路

【知识教学目标】

1. 掌握颈胸腰段脊柱的特点,颈前部软组织结构、胸腰段软组织结构;脊柱常见的手术入路以及适应证。

2. 熟悉椎骨的一般形态、椎骨间的连结、椎骨的血液供应。

3. 了解脊柱的重要体表标志和定位。

【能力培养要求】

1. 对脊柱常见损伤、疾病进行手术治疗时,具备确定手术入路的能力。

2. 在脊柱手术治疗过程中,具备辨认各层次解剖结构的能力。

【教学内容】

第一节　脊柱的基本结构

1. 介绍脊柱的重要体表标志和定位,椎骨的一般形态、椎骨间的连结、椎骨的血液供应。

2. 阐述颈前部软组织结构、胸腰段软组织结构。

第二节　脊柱手术入路

1. 介绍颈椎前侧入路、胸腰联合侧前方入路、腰椎后侧入路的手术适应证、手术的切口形态。

2. 阐述颈椎前侧入路、胸腰联合侧前方入路、腰椎后侧入路过程中所涉及的各层次解剖结构。

四、教学时数分配与安排

　　本课程总课时为 54 学时。其中课堂理论讲授 34 学时,见习操作 18 学时,机动 2 学时。各位老师可根据教学实际情况,对本教材内容及课时安排进行适当调整。

课程内容	理论教学	实践教学	小计
第一章　肩部手术入路	2	2	4
第二章　上臂手术入路	4	2	6
第三章　肘部手术入路	4	2	6
第四章　前臂手术入路	2	2	4
第五章　腕、手部手术入路	2	0	2
第六章　髋部手术入路	4	2	6
第七章　大腿手术入路	2	2	4
第八章　膝部手术入路	2	2	4
第九章　小腿部手术入路	2	2	4
第十章　踝、足部手术入路	4	2	6
第十一章　脊柱手术入路	6	0	6
机动			2

主要参考书目

1. 王怀经 . 局部解剖学 . 北京：人民卫生出版社，2005：279-305.

2. 严振国，聂绪发 . 中医应用解剖学 . 上海：上海科学技术出版社，2005：1-28.

3. 柏树令 . 系统解剖学 . 北京：人民卫生出版社，2001：29-58.

4. 盖一峰 . 人体解剖学 . 北京：人民卫生出版社，2010：43-96.

5. 刘树伟，李瑞锡 . 局部解剖学 . 第 8 版 . 北京：人民卫生出版社，2013：262-272.

6. 曹述铁，刘求梅 . 人体解剖学 . 西安：世界图书出版社，2010：319-326.

7. （美）Benard F.Morrey；Matthew.C. Morrey：Relevant Surgical Exposures，2009：2-43 236-279.

8. （美）Christopher Jordan；Edwin Mirzabeigi：Atals of Orthopaedic surgical Exposures 2000：54-94 149-197.

9. 苗华，周健生 . 骨科手术入路解剖学 . 合肥：安徽科学技术出版社，2005：146-582.

10. 王澍寰 . 手外科学 . 北京：人民卫生出版社，1999：444-455.

11. 郭世绂 . 临床骨科解剖学 . 天津：天津科学技术出版社，1997：1-213.

12. 袁文，贾连顺 . 脊柱外科手术入路学 . 北京：人民军医出版社，2007：49-185.

13. 柏树令 . 系统解剖学 . 第 7 版 . 北京：人民卫生出版社，2008：1-518.

14. 彭裕文 . 局部解剖学 . 第 6 版 . 北京：人民卫生出版社，2004：206-257.

15. 严振国 . 实用骨伤外科解剖 . 上海：上海科学技术文献出版社，1992：1-360.

16. 袁洁 . 骨伤科手术学 . 北京：人民卫生出版社，1999：1-482.

17. 唐英翰 . 骨科手术图谱 . 第 2 版 . 北京：人民卫生出版社，2008：1-671.

18. 谢利民，魏敏民，于银 . 骨科手术入路彩色图谱 . 北京：中国中医药出版社，1999：39-46 61-67 73-79 85-99 103-109 .

19. 蔡锦方，丁自海 . 骨科手术入路图谱 . 济南：山东科学技术出版社，2005：49-159

20. 周勇刚，王岩 . 骨科标准手术技术丛书——膝关节置换术（第 2 版）. 沈阳：辽宁科学技术出版社，2007：3-29.

21. 范华，孟宾钧，卢强，等 . 骨科标准手术技术丛书——骨折 . 沈阳：辽宁科学技术出版社，2007：143-411.

22. 赵庆，彭江，张建党，等 . 骨科标准手术技术丛书——髋 . 沈阳：辽宁科学技术出版社，2007：3-51.

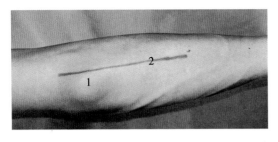

图 4-6　切口示意图(侧卧位,患肢屈曲置于塔形垫上)
1.尺骨鹰嘴;2.尺骨嵴

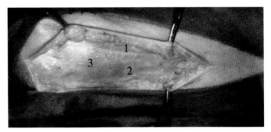

图 4-7　筋膜下结构
1.尺侧腕伸肌;2.尺侧腕屈肌;3.尺骨骨膜

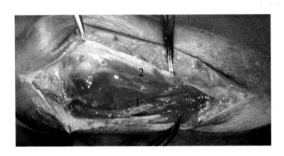

图 4-8　尺侧腕伸、屈肌间隙
1.尺侧腕屈肌;2.尺侧腕伸肌

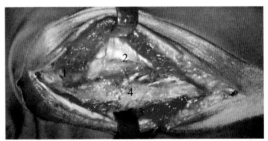

图 4-9　尺骨近端解剖结构
1.肘肌;2.尺侧腕伸肌;3.尺侧腕屈肌;4.尺骨

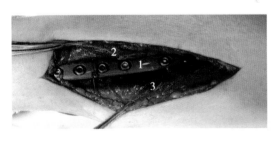

图 4-10　尺骨钢板位置图解
1.放置在尺骨上的钢板;2.尺侧腕伸肌;3.尺侧腕屈肌

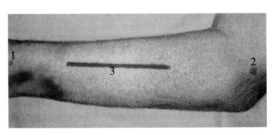

图 4-11　切口示意图
1. Lister 结节;2.肱骨外上髁;3.切口标记

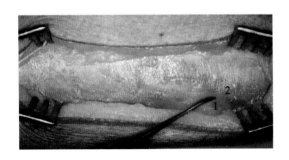

图 4-12　筋膜下结构
1.桡侧腕短伸肌;2.指总伸肌

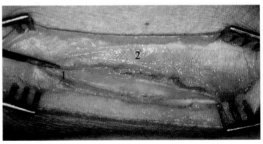

图 4-13　显露拇长展肌
1.拇长展肌;2.指总伸肌

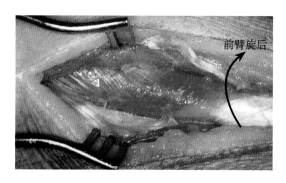

图 4-14　前臂旋后
1. 旋后肌

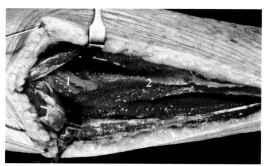

图 4-15　骨间后神经解剖
1. 骨间后神经；2. 桡骨骨干

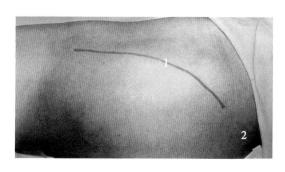

图 6-5　切口示意图
1. 股骨大转子顶点；2. 髂后上棘

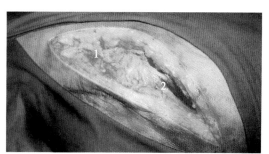

图 6-6　筋膜下结构
1. 阔筋膜；2. 臀大肌及其筋膜

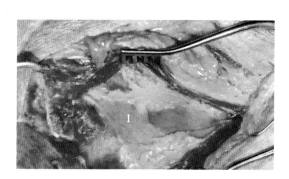

图 6-7　显露粗隆间滑囊
1. 粗隆间滑囊

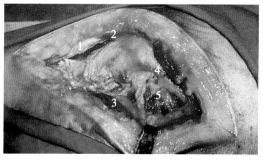

图 6-8　显露外旋肌群
1. 阔筋膜；2. 阔筋膜张肌；3. 臀大肌；4. 臀中肌；5. 外旋肌群

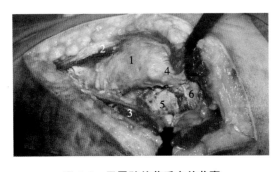

图 6-9　显露髋关节后方关节囊
1. 股骨大转子；2. 阔筋膜张肌；3. 臀大肌；4. 臀中肌；
5. 髋关节后方关节囊；6. 臀小肌

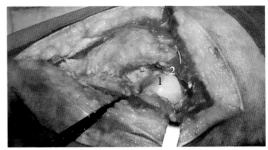

图 6-10　关节腔显露
1. 打开的关节囊；2. 股骨头

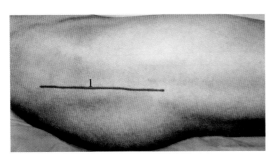

图 6-11　切口示意图
1. 股骨大转子

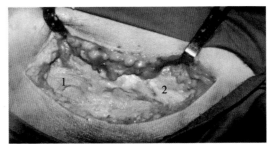

图 6-12　浅筋膜层结构
1. 臀大肌筋膜；2. 阔筋膜

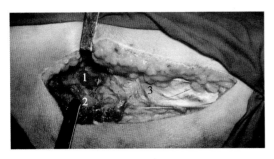

图 6-13　阔筋膜下结构图
1. 阔筋膜张肌；2. 臀大肌；3. 股外侧肌及其筋膜

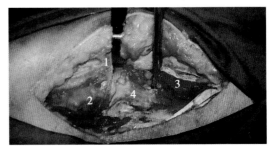

图 6-14　股骨近端外侧结构
1. 阔筋膜张肌；2. 臀中肌；3. 切开的股外侧肌；4. 股骨近端外侧

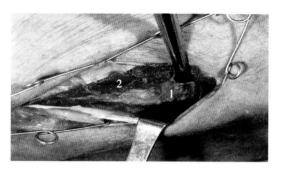

图 6-15　股骨穿支血管解剖
1. 穿支血管；2. 股外侧肌

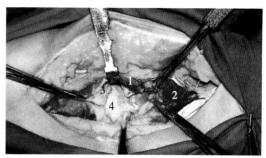

图 6-16　髋关节腔结构
1. 阔筋膜张肌；2. 股外侧肌；3. 切开的髋关节前方关节囊；4. 股骨头

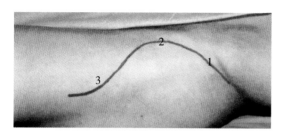

图 6-17　切口示意图
1. 髂嵴；2. 髂前上棘；3. 股骨大转子

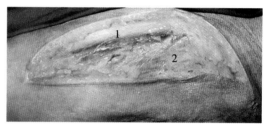

图 6-18　浅筋膜层结构
1. 阔筋膜；2. 臀大肌筋膜

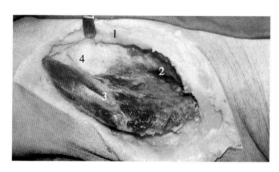

图 6-19　臀大肌深层结构
1. 阔筋膜张肌；2. 髂骨；3. 部分剥离的臀大肌；4. 髋关节关节囊

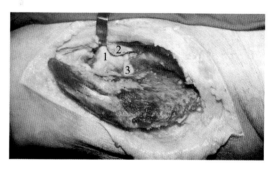

图 6-20　髋关节腔结构
1. 股骨头；2. 切开的关节囊；3. 盂唇

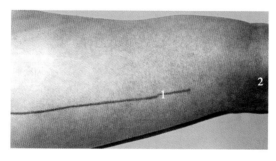

图 7-4　切口示意图
1. 切口标记；2. 髌骨外侧缘

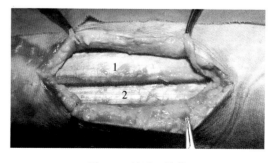

图 7-5　筋膜下结构
1. 股直肌及其筋膜；2. 股外侧肌及其筋膜

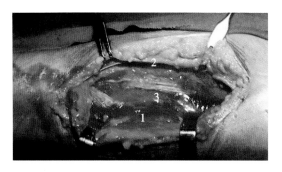

图 7-6 大腿前外侧肌层结构示意图
1. 股外侧肌；2. 股直肌；3. 股中间肌

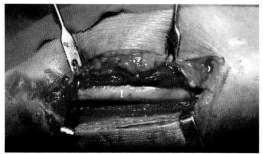

图 7-7 显露股骨干
1. 股骨干

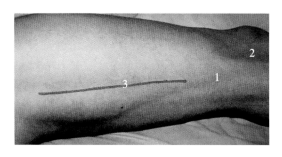

图 7-8 切口示意图
1. 股骨外髁；2 髌骨外侧缘；3. 切口标记

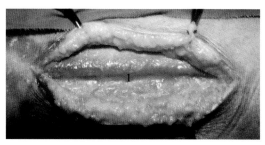

图 7-9 阔筋膜
1. 阔筋膜

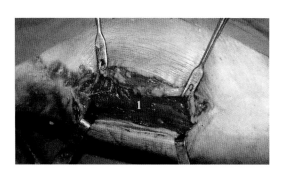

图 7-10 显露阔筋膜下股骨外侧肌层
1. 股外侧肌

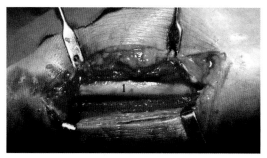

图 7-11 股骨干
1. 股骨干

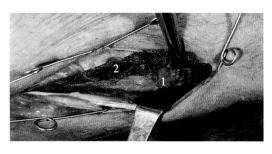

图 7-12 穿支血管解剖
1. 穿支血管；2. 股外侧肌

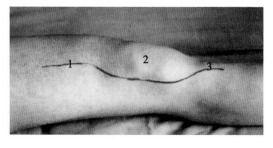

图 8-5 切口示意图
1. 股四头肌；2. 髌骨；3. 胫骨结节

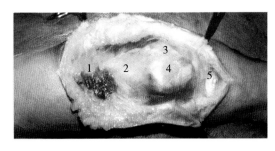

图 8-6　筋膜下结构示意图

1. 股四头肌；2. 股四头肌腱；3. 髌骨；4. 髌骨内侧支持带；5. 胫骨结节

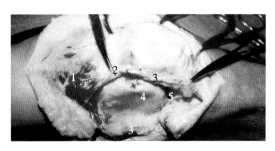

图 8-7　膝关节外侧关节腔结构图

1. 股四头肌；2. 切开的股四头肌腱；3. 髌骨外侧支持带；4. 股骨外髁；5. 外侧半月板

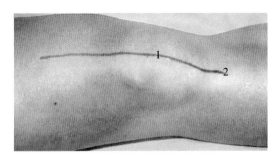

图 8-8　切口示意图

1. 髌骨；2. 胫骨结节

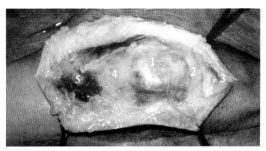

图 8-9　筋膜下结构示意图

1. 髌骨；2. 髌韧带；3. 胫骨结节；4. 股四头肌腱；5. 股四头肌

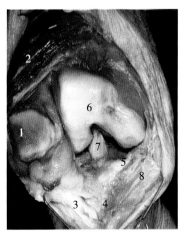

图 8-10　膝关节腔前方结构图

1. 外翻的髌骨；2. 切开的股四头肌；3. 髌韧带；4. 胫骨结节；5. 内侧半月板；6. 股骨髁；7. 前交叉韧带

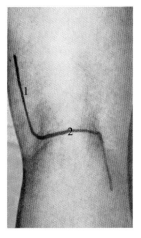

图 8-11　切口示意图

1. 半腱肌；2. 腘窝

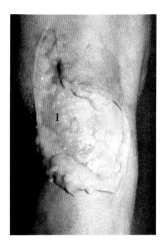

图 8-12　腘筋膜

1. 腘筋膜

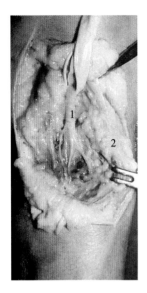

图 8-13 腘筋膜下结构
1.小隐静脉;2.牵向外侧
的胫神经与腓总神经

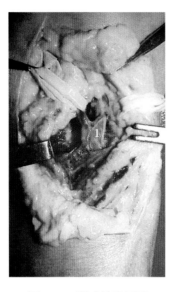

图 8-14 腘动静脉显露
1.腘动脉、静脉

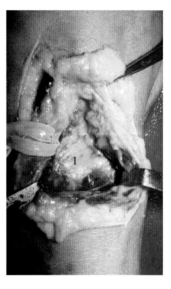

图 8-15 膝关节后方关节囊显露
1.膝关节后方关节囊

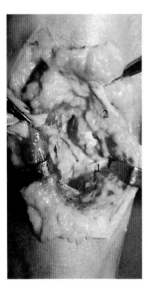

图 8-16 膝关节腔后方结构图
1.外侧半月板后角;2.牵向
外侧的胫神经与腓总神经;
3.腘动静脉

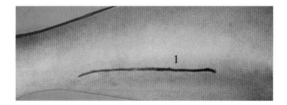

图 9-3 切口示意图
1.胫骨嵴

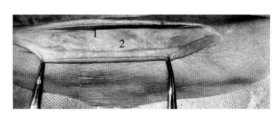

图 9-4 浅筋膜下结构图
1.胫骨嵴;2.胫前筋膜

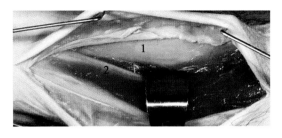

图 9-5　胫前筋膜下结构
1.胫骨;2.胫前肌

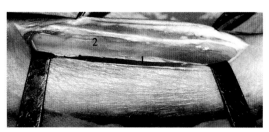

图 9-6　胫骨内侧面结构
1.胫骨内侧骨膜;2.胫骨内侧面

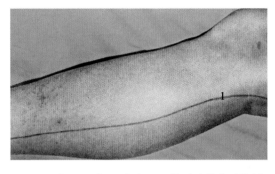

图 9-7　切口示意图,向上可延伸到膝关节后外侧
1.腓骨头

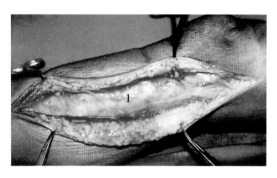

图 9-8　浅筋膜下结构
1.深筋膜

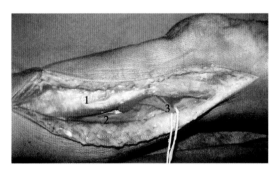

图 9-9　深筋膜下结构
1.腓骨长肌;2.比目鱼肌;3.腓总神经

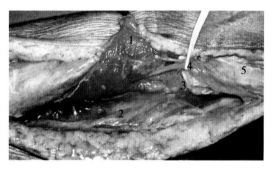

图 9-10　显露腓总神经
1.切断的腓骨长肌;2.比目鱼肌;3.腓骨头;4.腓总神经;5.股二头肌

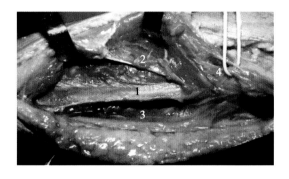

图 9-11　腓骨中段显露
1.腓骨;2.腓骨长肌;3.比目鱼肌;4.腓总神经